主编 黄菲

任氏中医

吴郡蒋惠男题

苏州大学出版社
Soochow University Press

图书在版编目(CIP)数据

任氏中医 / 黄菲主编. — 苏州 : 苏州大学出版社, 2024.2
ISBN 978-7-5672-4699-7

Ⅰ. ①任… Ⅱ. ①黄… Ⅲ. ①中医临床-经验-中国-现代 Ⅳ. ①R249.7

中国国家版本馆 CIP 数据核字(2024)第 011200 号

书　　名 / **任氏中医**
Renshi Zhongyi
主　　编 / 黄　菲
责任编辑 / 赵晓嬿
助理编辑 / 樊慧娟
装帧设计 / 吴　钰
出版发行 / 苏州大学出版社(Soochow University Press)
社　　址 / 苏州市十梓街 1 号
邮　　编 / 215006
邮购热线 / 0512-67480030
销售热线 / 0512-67481020
印　　刷 / 镇江文苑制版印刷有限责任公司
开　　本 / 710 mm×1 000 mm　1/16　印张 12　字数 223 千　插页 6
版　　次 / 2024 年 2 月第 1 版
印　　次 / 2024 年 2 月第 1 次印刷
书　　号 / ISBN 978-7-5672-4699-7
定　　价 / 52.00 元

图书若有印装错误,本社负责调换
苏州大学出版社营销部　电话: 0512-67481020
苏州大学出版社网址　http://www.sudapress.com
苏州大学出版社邮箱　sdcbs@suda.edu.cn

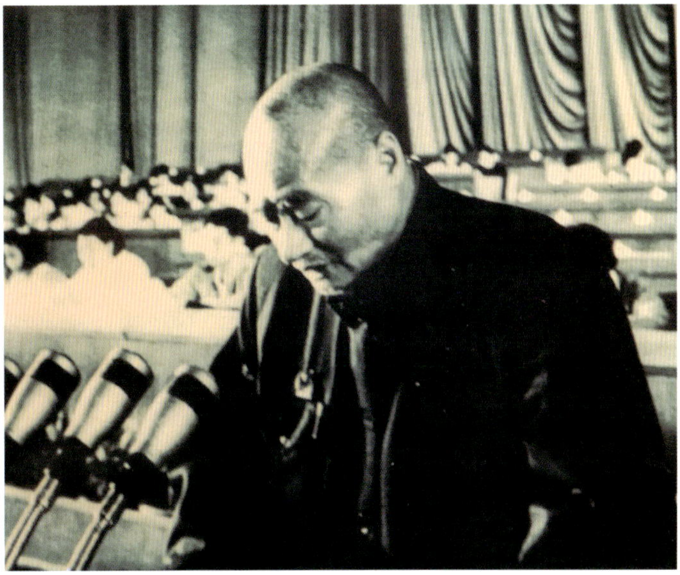

任继然在全国文教群英会上发言

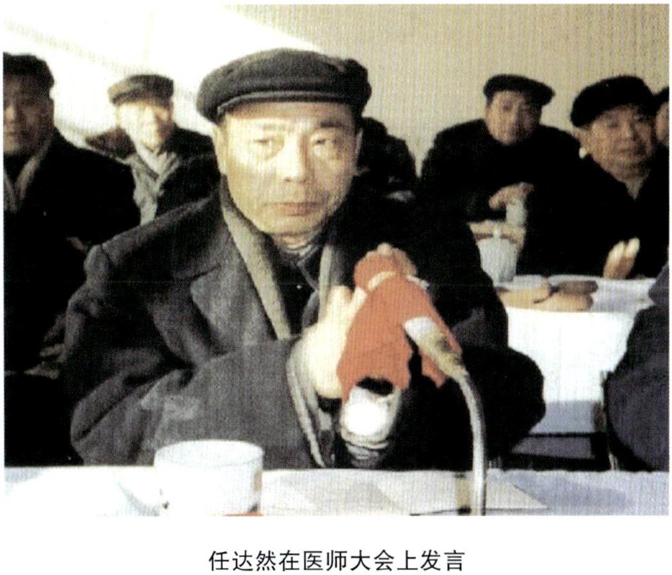

任达然在医师大会上发言

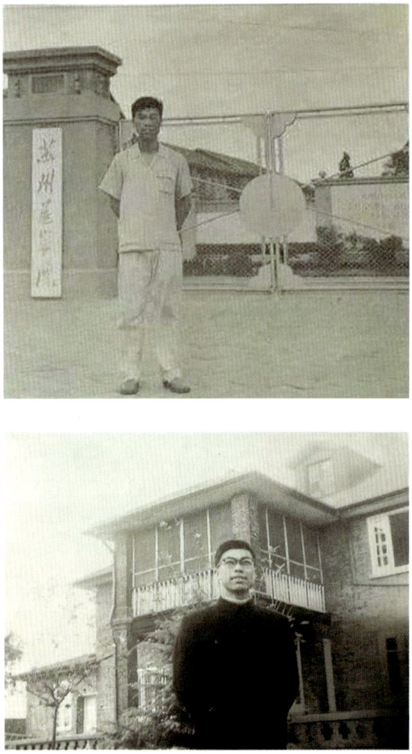

任光荣在苏州医学院学习及在扬州苏北人民医院工作留影

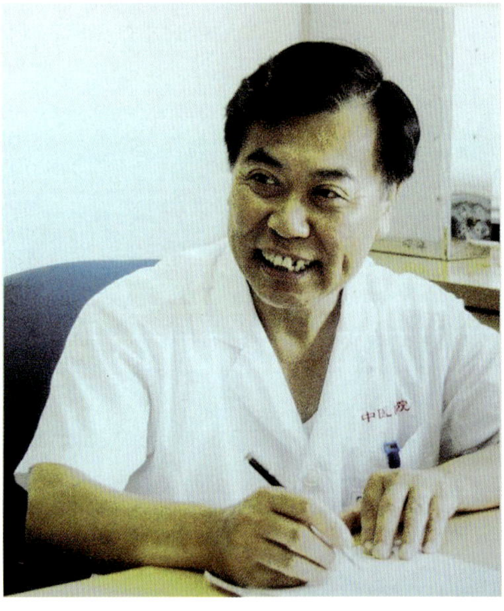

任光荣在名医工作室坐诊

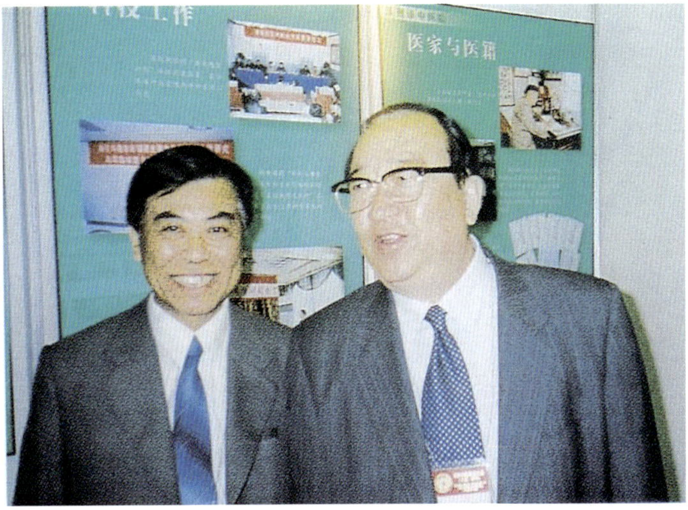

1999 年,任光荣教授(左)与时任卫生部副部长、国家中医药管理局局长朱庆生合影

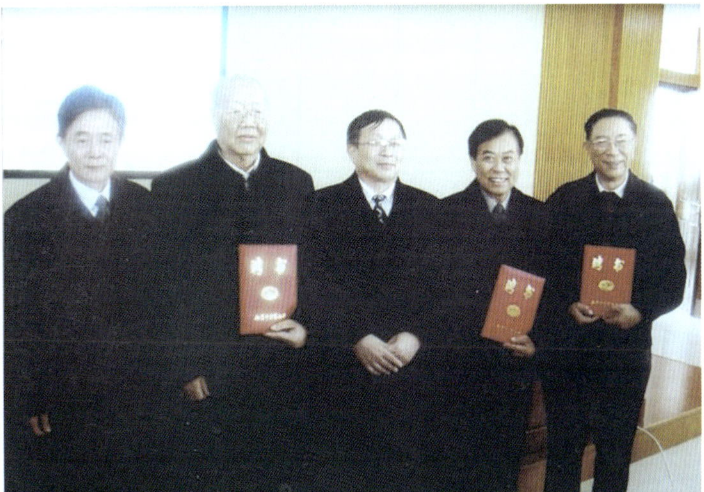

全国第四批老中医药专家学术经验继承项目拜师仪式合影

(从左到右:吴勉华、朱良春、蔡宝昌、任光荣、龚正丰)

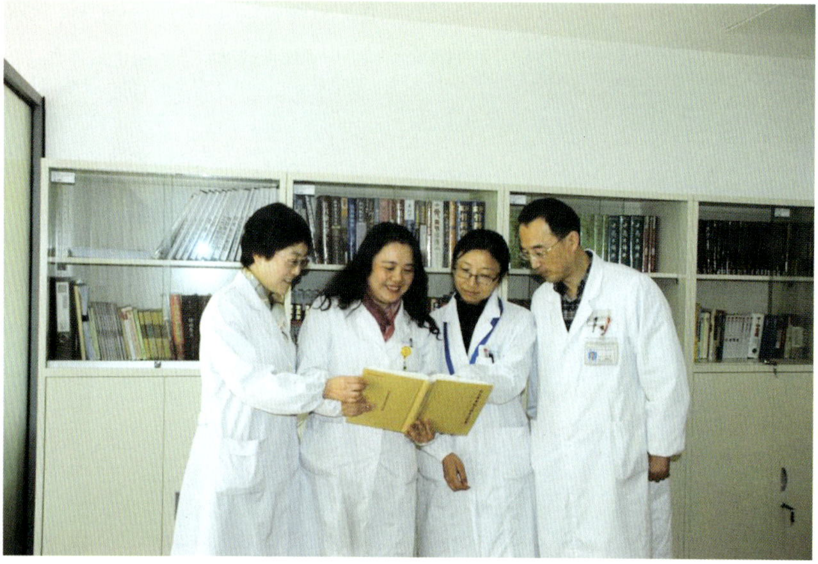

任光荣师承弟子

(从左到右:孙宏文、黄菲、朱惠萍、章一凡)

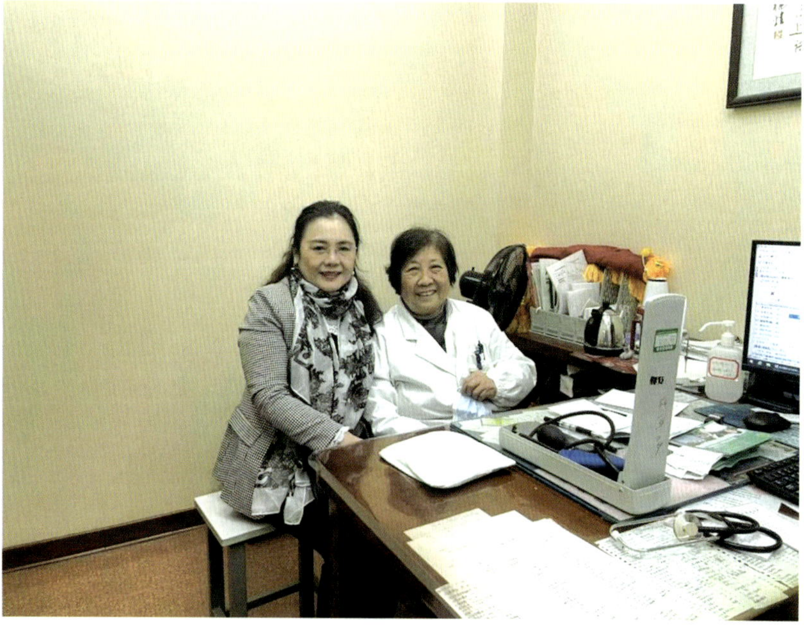

任光霞(右)与黄菲合影

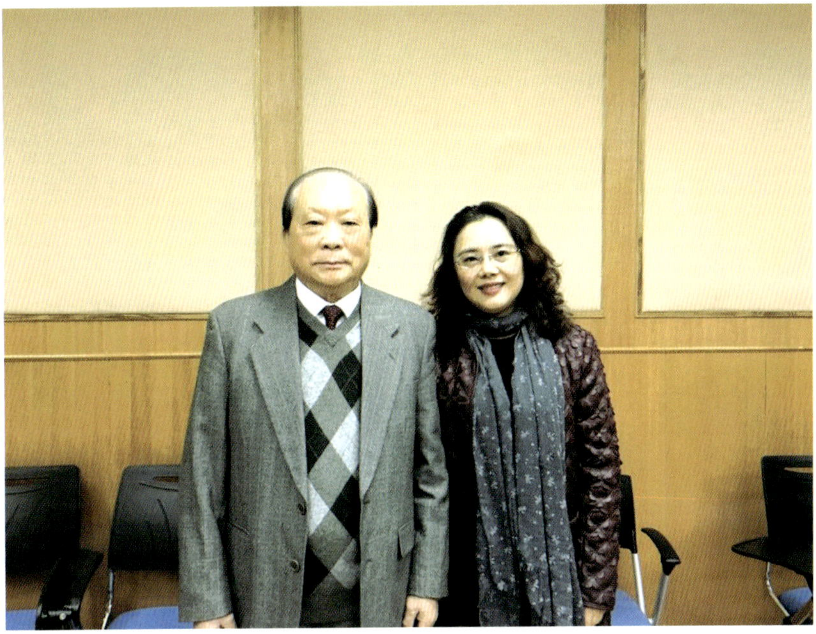

黄菲(右)与吴门导师何焕荣合影

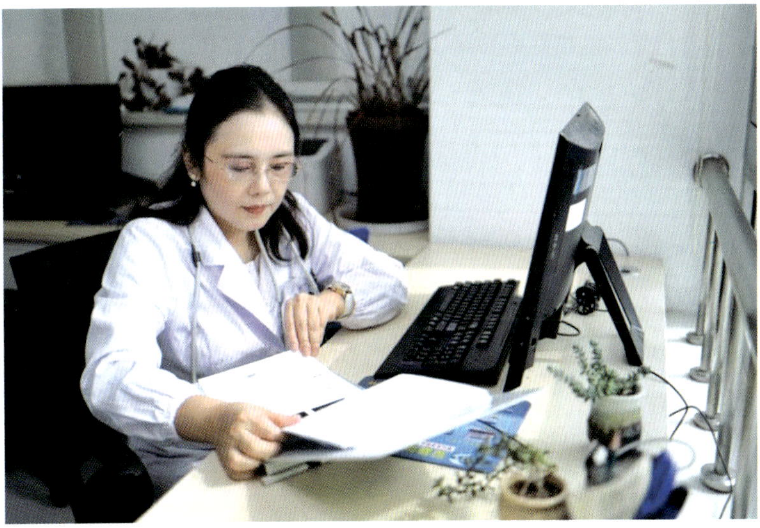

黄菲工作照

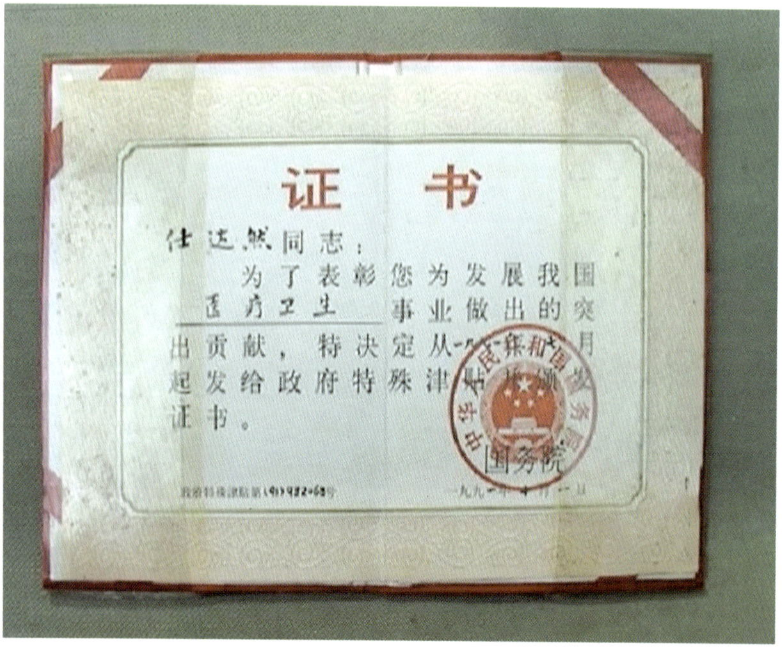
证书
任达然同志：
为了表彰您为发展我国
医疗卫生 事业做出的突
出贡献，特决定从
起发给政府特殊津贴
证书。
国务院

国务院给任达然颁发的政府特殊津贴证书

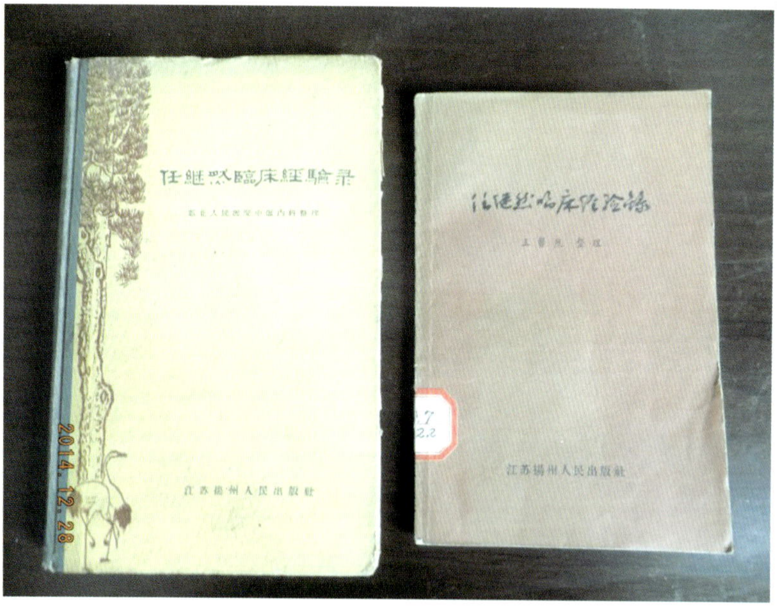
任继然臨床經驗录
江苏揚州人民出版社
任继然临床经验录
江苏扬州人民出版社
2014.12.28

两个版本的《任继然临床经验录》书影

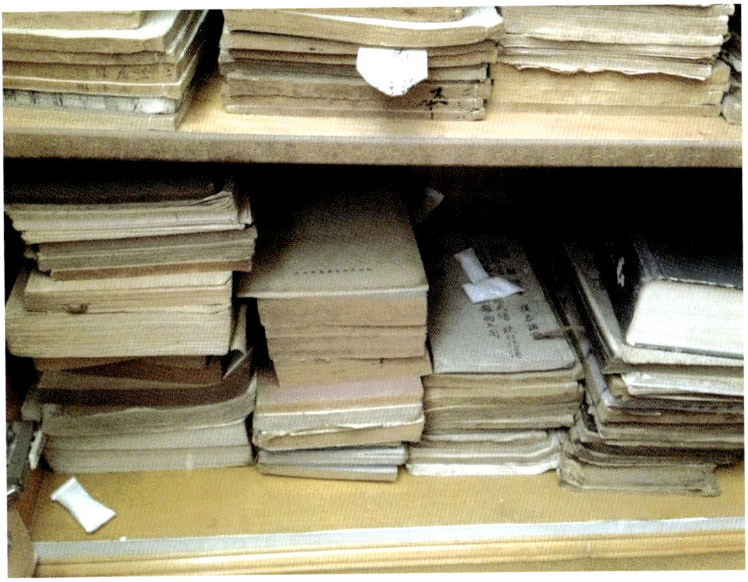

任氏家藏部分古籍

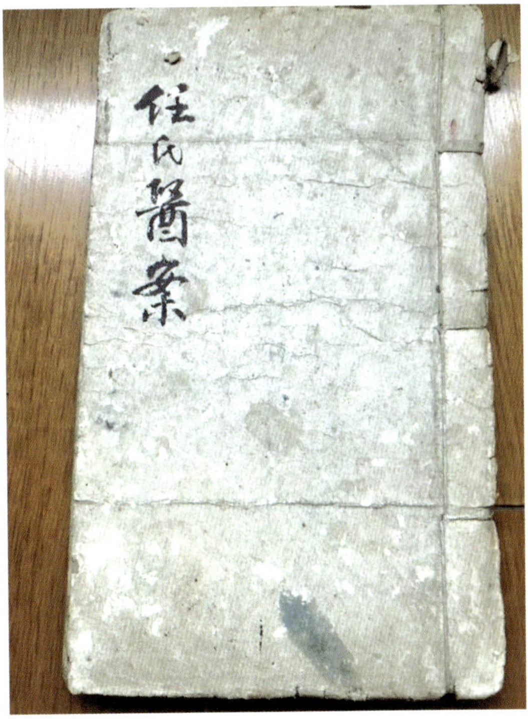

《任氏医案》封面

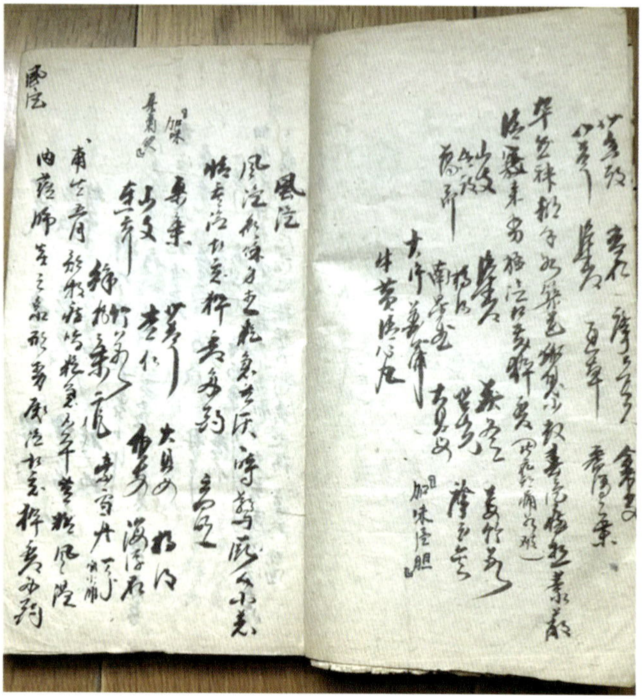

《任氏医案》手抄稿

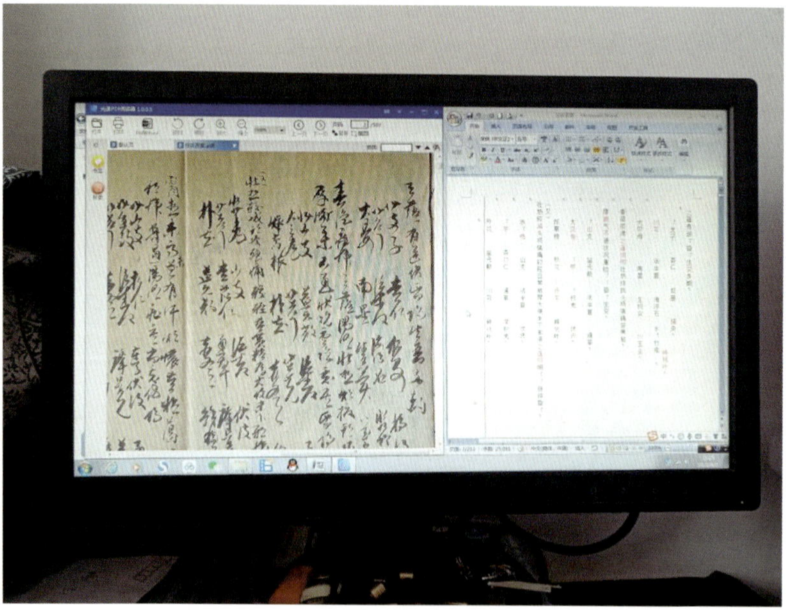

《任氏医案》整理工作照

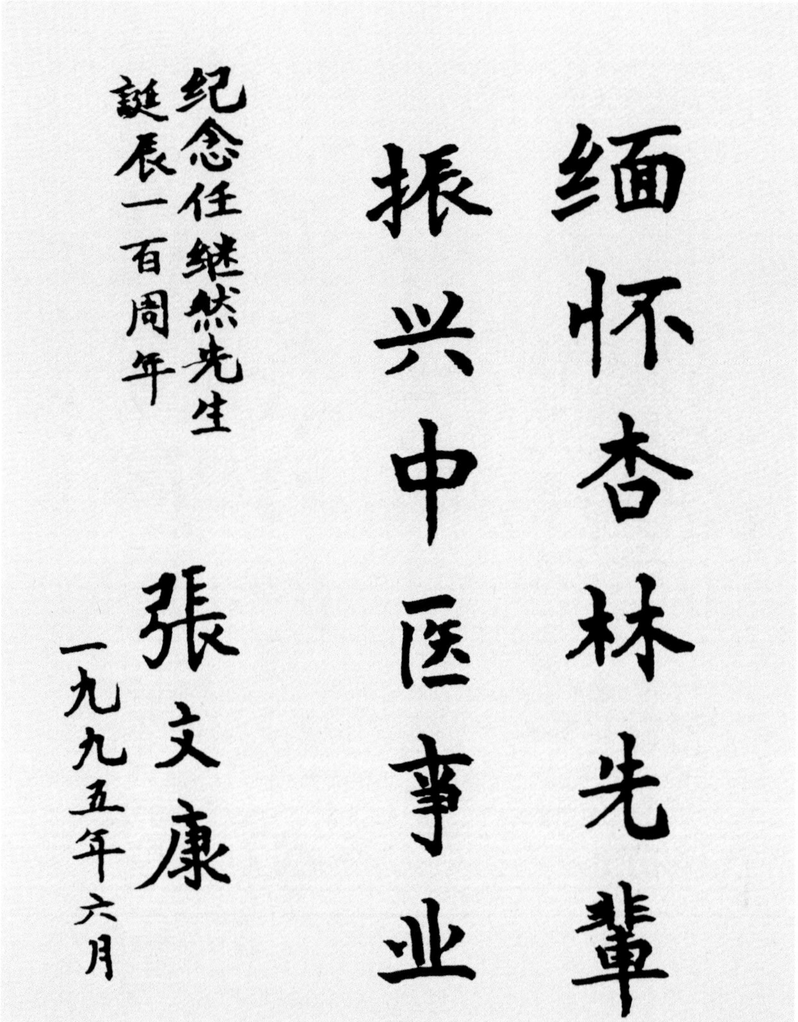

1995 年，时任卫生部副部长张文康为纪念任继然先生诞辰一百周年题“缅怀杏林先辈，振兴中医事业”

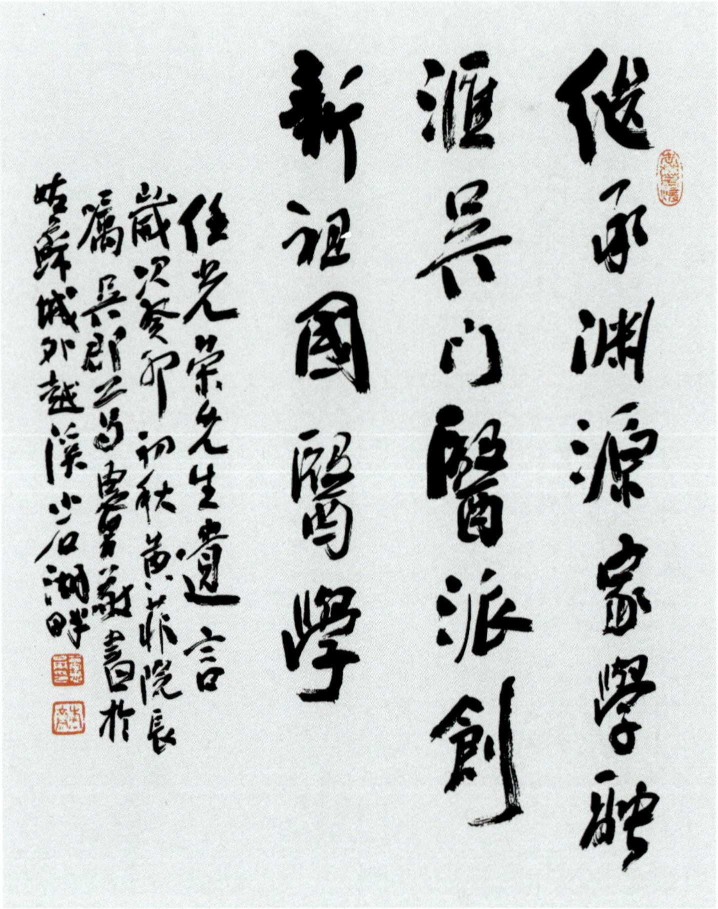

任光荣对黄菲的嘱咐(葛惠男书)

《任氏中医》
编写组

主　审：任光霞

主　编：黄　菲

副主编：朱　悦　孙宏文　沈金梦　刘　超

编　者：（按姓氏拼音排序）

陈　婷　黄　菲　黄佳梅　李秋兰

刘　超　刘　伟　陆继宏　梅文婷

孟令栋　欧阳晨蕾　任　翔　任星乐

沈金梦　孙宏文　王国庆　王婉卿

魏　微　吴雨辰　杨　杨　张婷婷

章一凡　赵雨婷　朱惠萍　朱　悦

序言一

吴门医派是中医学的一个重要学术流派，起源于元末明初，发展于明代，鼎盛于清代，是吴中医学的精华，故有“吴中医学甲天下”的美誉。吴门医派的大江大河由一条条溪流汇聚而成，扬州“然”字门的后人便是汇入其中的熠熠生辉一支。“然”字门任氏中医擅长温病和内科杂症的治疗，并且世代传承，有着深厚的底蕴。

苏州钟灵毓秀，环境优美，温暖湿润，商业繁荣，为吴中医学的发展增添了活力。苏州地势低平，河流纵横，湖泊众多，这种温暖潮湿的地理环境和气候条件促使了温病学的发展。如：王履指出温病的病因乃感天地恶毒异气，温病的机转是热自内达外，当以治里为主；吴有性著有《温疫论》；叶天士提出了温病卫气营血的辨证纲领；等等。温病学说的发展和运用从未停止，在新冠的中医治疗指南当中便体现温热病思想，如藿香正气胶囊、金花清感颗粒、连花清瘟胶囊等的使用。本书当中也有大量关于温病的医案，整理个案是中医传统的学习方式与研究方式。从每个案例中总结经验，训练识别方证的能力，可以让思维变得活跃。此外，本书还包含了数据挖掘，总结了临证用药规律，体现了其学术价值。

“然”字门任氏中医内科术代代相传，现今汇编成书，形成体系，承前启后。将大量的医案、书籍、临证经验整理成册需要耗费很多时间和精力，但收获了脉络清晰、条理分明的成果，便于读者翻阅查找和批注，并且纸质书的发行能够让知识留下深刻的印迹，不至于淹没在电子信息的海洋中。文化是一个国家、一个民族的灵魂，而文化传承也是中医的灵魂，不仅仅是家族相传，更是非物质医学文化精华的世间流传，这便是医者普济苍生、仁爱至诚的博大胸襟。经验需要交流，将任氏医学思想整理成书，使众多医者能够反复翻阅，并与其进行思想的交融，通过交流，知识才能深入人心，不停留于仅是听过一遍他人的经验分享。当越来越多求知者的心中留下了中医思维、临床经验，便能使其更好地、更多地运用于医疗实践，让中医文化得到传承。此书为后世学习中医提供了又一宝贵材料，丰富了临证经验，能为医者拓宽思路，如同和风细雨，将惠泽、催芽、助长……

黄煌

2024 年 1 月

（黄煌教授为南京中医药大学国际经方学院院长、江苏省中医药学会经方研究专业委员会主任委员、全国名中医、江苏省名中医）

序言二

吴门医派起源于吴中地带，从古至今皆为祖国医学瑰宝中最耀眼的明珠之一。吴门医派名医辈出，北京、南京、上海、大连……中华大地遍布吴门优秀弟子。其中，也有享誉盛名的中医流派汇入吴门医派中，融汇增色了吴门医派，扬州的“然”字门任氏中医内科便是其中闪亮的一员。

“然”字门中医内科术历史悠久，任家在扬州北郊世代行医，时跨二三百年，惠泽民众，口碑绝佳，百姓无所不知。苏州是温病学派的发源地，江南一带水汽充沛，气候温和，民众喜食甜味，最是助长湿邪，易于化热，由此催生温病学的发展。《任氏中医》中记载并论述了温病理论与医案，在医疗工作中给予本人许多启示。近年来，呼吸系统疾病高发，“温邪上受，首先犯肺”，群众肺卫之气大伤，反复易感。面对流行性感冒、支原体肺炎、新型冠状病毒感染等疾病时，可以使用温病理论进行辨治，比如在抗击新冠和流感的过程中，麻杏石甘汤、射干麻黄汤、小柴胡汤、五苓散、桑菊饮、银翘散等方剂的组合，产生了显著的临床疗效。此书的出版将大量温病治疗经验呈现于世人面前，将普惠大众，启迪杏林学子。

曾记 1958 年，本人陪同黄一峰、奚凤霖两位先生前往南京参加“江苏省继承、发扬中医药大会”，时任江苏省卫生厅厅长吕炳奎组织省内名老中医合影时，曾见过任继然先生落座于第一排正中，稳如泰山，气宇非凡。1980 年“文化大革命”后，江苏省内一次温病学术交流会议，幸与任达然先生同居一室。闲谈之间颇感任先生温文尔雅，学识渊博，令人仰慕。任光荣院长自苏州市第三人民医院调入苏州市中医医院担任领导，共事廿余年，朝夕相处，其对中西医结合、科研工作造诣匪浅。任氏三代名医虽已仙逝，但其情其景仍历历在目，令人思萦万千。黄菲副院长乃全国第五批名老中医药专家学术经验继承指导老师任光荣教授继承人，其间因任光荣老友不幸病故，经国家中医药管理局委任，由我承担传承人完成结业，与黄菲结下深厚师生情义。黄菲思维敏捷、聪颖能干，乃同辈中佼佼者，尤对科研工作钻研执着，持之以恒。除了完成繁忙的工作、上专家门诊、查房，仍翻阅古籍，夜以继日整理任氏藏书、任家三代名医医案及学术理念，历经 4 年余编成《任氏中医》著作。展现的藏书有经典古籍、各家学说，到时方、本草等，更使我重新认识到任达然先生所说书籍是世医之家取之不尽的知识来源。

本书的出版必将给读者诸多启发，对于纪念任光荣老友逝世 10 周年更是一种深切的慰藉。通过此书，读者能够汲取丰富的知识，锻炼临证思辨能力；同时，此书也是大医精诚之理想信念的传递形式，呼唤当代学子治病救人守初心，由此普惠众生。

何焕荣

2024 年 1 月

（何焕荣教授为苏州市中医医院主任中医师、国家中医药管理局全国名老中医药专家传承工作室专家、江苏省名中医、苏州市吴门医派研究院学术顾问）

序言三

古人云，筚路蓝楼，以启山林。犹如此，历经千百年的中华医药文化，亦源自每一个朴素医家的辛勤耕耘和艰辛探索，来自每一个智慧之者的洞见领悟和持久担当。“然”字门任氏中医内科术，始于17世纪中叶，绵延至今已13代，任家世医，积习成才，用医术温暖万千患者，以家族精神延续医药文化的光大。这册《任氏中医》不仅是“然”字门任氏中医世家学术经验的介绍，也展现了为中华中医文化做出贡献的世医缩影。

任光荣和我同岁属龙，与他相识缘于家兄龚正亮。彼时家兄与光荣是同事和好友，并肩披荆斩棘，将苏州市第三人民医院消化科发展成当时苏州最强消化专科，至今我还能记得当时他俩的锐气与荣光。同时，我也对任光荣中医界的显赫家世有所了解。1988年，任光荣调入苏州市中医医院成为我的同事和领导，我们在中医的不同学科各展所长，均有一定建树，都成为江苏省的名中医和全国名老中医药专家学术经验继承指导老师，国家中医药管理局批准成立全国名老中医药专家传承工作室专家，可以算是各自领域的翘楚。我们是一道走过漫漫岁月并肩战斗的同伴，也是相互尊重的老弟兄。他的突然病逝是医院的损失，也是中医界的重大损失。

此书是“然”字门任氏中医内科术弟子黄菲（也是任光荣儿媳）带领研究生，并在各方帮助下历时4年余撰成之作，展示了任氏中医的理论和学术水平，呈现了家族的深厚临床实战经验。书中探寻和分析了任氏中医对温病等疾病的临床治疗医技与方药，从人文到科学，从经验到数据，娓娓道来，深入浅出，是任氏世医的厚重馈赠。静香陈酿，既可以了解任氏中医高超的医术，更可以感受其坚韧不屈的磨砺精神。荣光温暖人心，尤需熹微的灯光照亮黑夜。任氏中医内科术历经300年风雨，其医德与医术必将照亮后学未来的路。学医者何求？无非希望自己的临床技术能更上一层楼，更希望此技术被传承下去，那么《任氏中医》就是一本很好的导读，引领后学穿越历史的长河，赴中医的未来之约。

龚正丰

2024 年 1 月

（龚正丰教授为苏州市中医医院主任中医师、国家中医药管理局全国名老中医药专家传承工作室专家、江苏省名中医、苏州市吴门医派研究院学术顾问）

序言四

《任氏中医》即将问世，这本凝聚了13代中医人心血和智慧结晶的书籍得以出版发行，必将为中医书田增色添彩，也将成为我们扬州医界的骄傲。

任氏家族是闻名江苏、安徽、山东的中医世家，是扬州中医流派中颇具特色的一支。其“然”字门中医内科术被列入江苏省第四批非物质文化遗产传统医药项目代表性项目名录。绵延13代的传承，这在医林乃至其他行业都是极其少见的。“然”字门中医内科术，肇始于17世纪中叶的扬州，传承人中名医辈出。其中任若然、任步青、任继然、任达然、任光荣等都是国内中医名家，也是“然”字门代表性传承人。任继然更是望重杏林，他主要的诊治对象是平民百姓、劳苦大众。他常说：“医术是其能，医德是其魂”。他以医名行世，是家喻户晓、老幼皆知的名医。因排行老三，世人爱以“三先生”或“任三先生”称之。他靠精湛的医术、高尚的医德赢得了患者的信任和赞扬。中华人民共和国成立后，任继然先生被选为扬州市人民代表和政协委员。他两次赴京，受到毛主席、周总理等党和国家领导人的接见。第一次赴京还参加了国庆10周年庆典观礼。他是全国医药卫生战线上的红旗、骨干和尖兵。

《任氏中医》由任氏第13代嫡传弟子黄菲女士（也是任光荣儿媳）带领其研究生历经4年余整理撰写完成。黄菲是主任中医师、硕士研究生导师、苏州市中医医院副院长兼内分泌科学科带头人、吴门医派进修学院导师、非遗“然”字门中医第13代嫡系传人。

《任氏中医》详细介绍了名医世家——扬州“然”字门任氏中医的脉络，家族中历代名医的主要学术成就、学术地位、用药特点、经验特长和家中藏书目录等内容。其中任氏三代先辈的临床经验汇集——《任继然临床经验录》《任达然老中医临床经验录》《任光荣医论与临床经验集》，体现了任氏中医的学术思想、学术水平、学术理论和独特的临床经验。尤其是任光荣先生拥抱时代，不忘传统，中西医结合，创新祖国医学的探索也得到了体现。《任氏医案》部分，既体现了任氏家族的临床水平，又展现了中医大家的文学及艺术修养。书中内容丰富而多彩，恭读此书，犹如置身于中医的百花园中，可以领受到独特的中医文化，不仅有助于专业的提升，又能得到美的艺术享受。

《任氏中医》是名老中医学术思想和经验的传承佳作，是广大中医工作者、中医院校及师承学生不可多得的学习用书，也是研究中医及中医流派难得的参考资料。受黄菲女士的邀请，不揣浅陋，谨以为序，希望能为该书的推广，以及为中医事业的传承、发展、创新做一份中医人积极的贡献。祝愿中医事业更加美好，更加兴旺，更加发达，为人类的健康事业做出更大的贡献！

茆俊卿

2024 年 1 月

（茆俊卿教授为扬州市中医院肺病科学科带头人、主任中医师、江苏省西学中高级人才研修项目师承导师、第七批全国老中医药专家学术经验继承工作指导老师、江苏省名中医）

前　言

吴门医派走出无数名医，北京、南京、上海、大连……中华大地遍布吴门优秀弟子，也有非常著名的中医流派汇入吴门医派中，融汇增色了吴门医派，扬州的“然”字门任氏中医内科就是其中闪亮的一员。“然”字门任氏中医内科术，是以中医方法治疗内科疾病的传统医术。自 17 世纪中叶以来，任氏家族世代行医，绵延至今已 13 代。其中任若然、任步青、任继然、任达然、任光荣等都是国内中医名家，也是“然”字门代表性传承人。

任氏治疗暑温（乙型脑炎）的方法形成体系；治脾胃之法，莫精于升降，平中见奇，独树一帜；治支气管扩张咯血，用“泻白化血汤”，独辟蹊径，屡见殊效。“然”字门中医内科术由其后辈弟子总结整理，形成多部医著，成为中医传世经典。“然”字门中医内科术以祖传医术为要旨，融会贯通，辨证施治，对内科杂症的治疗，主张多从脏腑辨证入手，成功地走出了一条既有继承又有发扬，独具一格的中医之道，有着重要的医学价值和学术价值。

《任氏中医》介绍了闻名江苏、安徽、山东的名医世家——扬州的“然”字门任氏中医的脉络，家族中历代名医主要学术成就、地位、用药特点、经验特长和家中藏书目录。全书分以下几个部分：

1. “然”字门中医汇入吴门，任氏中医内科走上中西结合之路，成绩斐然。三代名医介绍：“我的父亲”和自述（三代人书写）。

2. 任氏中医内科介绍、脉络梳理。

3. 任氏三代先辈的临床经验汇集——《任继然临床经验录》《任达然老中医临床经验录》《任光荣医论与临床经验集》，蕴含其中的经验和学术思想总结，体现了任氏中医的理论和学术水平。

4. 《任氏医案》整理（草书版原件对应的正楷电子版）体现了家族的临床实战水平。并对其中 258 个有关温病的医案进行数据挖掘，探寻和分析其临床用药规律和学术思想。

5. 任氏目前家中藏书之古籍整理归类的书目及藏书整理后记。

全书是作为任氏第 13 代嫡传弟子黄菲带领其研究生，并在多位书法、文学和中医人士帮助下历经 4 年余整理撰写完成。由于部分资料历史久远，考证可能有误，又因本人和团队水平有限，不当之处欢迎读者批评指正。对帮助该书付梓的赵文伟老师，苏州市中医医院的俞志高主任、徐华明主任、姜宏主任、欧阳八四主任，南京中医药大学图书馆程茜教授，上海中医药大学温病教研室郭永洁教授表示衷心感谢。感谢苏州市中医药学会理事长葛惠男教授为本书题词，感谢苏州市中医药管理局两任副局长——倪川明和程军平先生的不断鼓励，以及苏州大学出版社多位编辑的辛苦校对和勘误。还有，江苏省中医药管理局、江苏省中医药学会和江苏省中西医结合学会的多位领导，熟识任氏中医，甚至仅仅是曾被任氏中医治愈过顽疾的患者也为最后成书给予了无私帮助，在此一并深表感谢！2023 年是家翁兼老师的任光荣教授逝世 10 周年，谨以此书纪念天堂中任氏中医先辈！

黄　菲

2024 年 1 月

目录

任氏中医三代人

先父任继然生平琐忆

任达然

父亲任继然离开我们已经 10 多年了。他一生从医，积累了丰富的临床经验，特别是他那勤勤恳恳对待人民医疗卫生事业的精神，全心全意为患者服务的态度，在广大人民群众心目中留下了深刻的印象，也深深地印记在我的心中。

父亲出生在中医世家，从小随祖父习医。由于他认真好学，勤于上进，加上祖父不倦教诲，父亲在 18 岁时就独当一面地担起了行医治病的重担，直到 80 岁去世，行医 62 年，他把毕生精力都献给了人民医疗卫生事业。

医生心里要装着患者

父亲常对我说："医生心里要装着患者，急患者之所急，想患者之所想。"父亲由于医术较高，治疗认真，深得患者信任。中华人民共和国成立前，在发病高峰季节，远近上门求医者络绎不绝，终日门庭若市，巷闾常为之而塞。有些远道而来的患者，半夜即在门外排队候诊。为减轻患者痛苦，父亲于每年夏秋之间，天未明即起身，秉烛诊病，有时一直忙到下午 1 点多钟才吃饭。一年四季，他从不睡午觉，夏天只是坐在椅子上打个盹，晚上只要有急诊，他总是亲自诊断，哪怕半夜，也起来应诊。

在旧社会，穷人看病是很困难的，父亲总为患者着想，处方用药注意药味少、价钱低、疗效高。对于实在困难的患者，不但施诊，而且施药。他同当时扬州 3 家著名的药店约定，对凡是持有他开的盖有"安乐堂"印章的处方的顾客，一律免费供药，年底由他结算付款。

父亲不但认真对待门诊，而且特别重视出诊。他说："病重的、路远的患者不能上门求医，如果我们不注意出诊，往往会加重患者的病情，甚至贻误人命。"所以父亲规定每天下午为他出诊的时间，有时坐黄包车，有时骑毛驴。1931 年，扬州地区发大水，乡下重病患者没法来城里求诊，父亲经常坐着小船，在四乡八镇巡回医疗。扬州沦陷期间，日寇封锁四门，城外患者由于没有所谓的“良民证”，无法进城看病。父亲不顾个人安危，亲自出城下乡给患者治病。进出城门时经常受到日军和“伪军”的搜身、呵斥和侮辱，但是他不改初衷，一如既往。有时晚上回来迟了进不了城门，就在附近熟人家暂住一宿。后来，他看到这样仍不能满足城外群众求医治病的需求，遂决定在北门外眼光庙内设立临时诊室，才使乡下和外地的许多患者及时得到治疗，恢复了健康。

中华人民共和国成立后，父亲被吸收到苏北医院中医科工作，虽然收入比过去少得多，但是他很高兴地对我说：“共产党重视中医，祖国的医药宝库可以更好地造福人民，我个人的收入少了点，但是为患者服务的机会更多了，从此我找到了归宿，更要加倍努力工作。”当时他虽已 60 高龄，每天总是早上班、迟下班，把挂了号的患者看完才离去。医院领导萧广普同志经常关心地劝他注意身体，同意他迟点来、早点走，但是父亲心里总是想着患者。有一次，他对我说：“我们做医生的要尽责尽力，争取多看到患者的笑脸，少听到患者的哭声。想到那些渴望治疗的患者，我怎么能只顾自己呢!”

父亲平时燕居，喜闲静、少语，但接触患者时却判若两人，热忱喜悦之情常溢于言表。加之细心诊断，并善于用日常浅显事例比说病机，往往先给患者精神上的安慰，使患者常有未服药即却病三分之感。高邮县王有才之妻患臌胀病，绵延一年有余，曾多方求治未效，后辗转来扬，经父亲悉心治疗，服药匝月，使沉疴获释，患者万分感激，为表示谢忱，特制匾额，以“妙手婆心”四字相赠。

“文化大革命”期间，父亲被诬为“反动学术权威”，不准上班，不许与外界接触。他终日忧心如焚，常对家人说：“对我个人毁誉不介意，所悬系者是渴求就诊而不能之患者也。”身虽禁锢斗室，心终想到患者。他常冒着被揪斗的危险，偷偷给上门求医者诊断。例如：某一次，邗江县施桥一韦姓男子携妻登门求医，父亲慨然允治，患者感激涕零。

医生不靠卖嘴，要靠真本事

父亲对患者体贴入微，对医术更是精益求精。他对我说：“一个好医生，不但要医德好，还要医术高，不靠卖嘴，要靠真本事，这样患者才会信任你。”因此，他学习非常刻苦，从不满足祖传的一些经验。天未亮，我常常看到他在灯下读书。他博采众家医学之长，结合自己的实践经验，总结了一些治疗疑难病症的方剂。特别是对一些慢性病，如肝炎、失眠、糖尿病、高血压、气管炎等，父亲有较好的治疗经验。有一年，扬州开运动会，仪征中学一位姓王的学生在比赛中突然昏迷，经查是亚急性肝萎缩，这种病死亡率很高，当时西医也没有什么好的办法。父亲结合祖父的秘方，参照医书上学来的其他中医先辈的经验，大胆果断地开出了急救的处方。患者的病情很快稳定，又经过一段时间的治疗，终于康复。此人至今健在。

在旧社会，有极少数医生为了保住自己的名声，遇到难治的患者，往往借故推手，父亲却不然。他对我说："重病患者只要有百分之一治愈的希望，我们做医生的就要尽百分之百的力去争取把他治好。"他还告诫我："给人治病，当医生的不能先考虑自己的得失。假如我们失手误诊了一个患者，对曾经治愈过成百上千患者的医生来说，名声的损失只是百分之一、千分之一，而对于患者及其家庭来说，损失就是百分之百了。对于担负家庭重担的患者来说，这个损失更是无法弥补的。医生的良心不允许我们见死不救。"1962 年秋，一个患脑出血的患者，经过几家医院急诊抢救，仍然处于昏迷之中，患者亲属在绝望中找到父亲，请求治疗。面对这位濒临死亡的患者，父亲没有推手，当即给其切脉，并用压舌板撬开口腔看舌象，经过深思熟虑，开出了处方。患者服药后第二天清晨便清醒过来。患者亲属高兴地说："任老先生真是我们的救命恩人!"南京的一位妇女患子宫肿瘤，经常咯血，生命垂危。家属听人介绍前来求医。患者住在扬州一家旅社，父亲亲自上门诊断。患者先后服了 10 多帖药，便止了血，病痛也有所减轻，后又带药回家继续服用，病症得到缓解。当年夏天，父亲到南京参加江苏省中医药学会会议，这位妇女知道后，特地赶到父亲住宿地表示感谢。

父亲到苏北人民医院工作后，学习的条件更好了，他不但向中医前辈的经典著作学习，还注意向西医学习，在会诊中虚心听取西医的意见。他在研究中医的临床工作上，苦心钻研了不少有效方剂，如治疗失眠的"高枕无忧丹"、治疗虚损的"延寿丹"等。在苏北人民医院领导和同事们的支持下，在他的学生的帮助下，父亲编写了《任继然临床经验录》。这本书对传染性肝炎提出了"治湿""理脾胃"的治疗方案，对糖尿病提出了"苦寒泻火""甘寒养阴""甘温益气"的分型论治方法。所有这些，都受到了党和政府的重视，也得到了卫生部门的高度评价。后来，父亲还十分重视对长寿药物的研究，企求探索人们如何保持精力充沛、健康长寿的中药疗法。

医生得到荣誉，更要献身工作

随着父亲医疗声望的扩大，前来求医治病的人越来越多。当时中医科病床有限，医院周围旅馆都住了许多待医的患者。一些党、政、军部门的负责人也慕名前来治病，包括中央外交部、江苏省军区、南京军区和安徽省委的领导同志。在医院党委的领导下，在西医同事的支持下，加上父亲及其学生的努力，苏北人民医院在中西医结合方面做出了一些成绩，中医科被中央卫生部嘉奖，《人民日报》为此发表了社论。1956 年，父亲光荣地被批准加入中国共产党，不久又被提升为内科主任医师，并多次被评为市、省和全国先进工作者，先后出席了市、省先进工作者代表会议和全国群英会。1959 年，父亲到北京参加了中华人民共和国成立十周年观礼仪式。在全国群英会上，他受到了毛泽东主席和周恩来总理的亲切接见。

面对着党和人民给予的荣誉，父亲感到自己对党和人民的贡献太少了。他对我说："不能把党和人民给的荣誉当包袱背起来，医生得到荣誉，更要献身工作。"他常用曹操的名言"老骥伏枥，志在千里，烈士暮年，壮心不已"勉励自己。他说："我已古稀，在有生之年要为祖国的医疗事业尽绵薄之力。"从北京参加群英会回来后，他向医院领导和同人详细汇报了自己的感受，这次汇报内容被医院整理打印出来，附在后来编印出版的《任继然临床经验录》中。父亲在汇报时说："我从参加工作到当选为先进工作者，从一个普通中医到参加中国共产党，所有这一切都离不开党的无微不至的关怀和培养，我要拿出全部力量更加努力地为党工作，永远记住党和毛主席的教导，永远忠心耿耿地为党、为人民做好服务。"父亲是这样说的，也是这样做的。他考虑到自己年事已高，必须把几十年积累起来的医疗经验总结出来并传承下去，《任继然临床经验录》就是他把党和人民给予的荣誉变为强大的动力，经过多少个日日夜夜精心整理而奉献给党和人民的一份比较珍贵的医学遗产。他对学生的言传身教也比过去抓得更紧了。虽然我们几个师兄弟经他 20 多年的教育、指导，都已经独当一面担负起中医门诊治疗的任务，但是他仍然严格要求自己的学生，并不遗余力地把临床经验传给我们。他在苦心钻研"高枕无忧丹""延寿丹"等有效方剂时，都带着我们几个学生一起干，亲手指导我们翻阅参考资料，总结临床经验，从理论和实践的结合上阐述方剂的科学性、可行性，并要求我们经过临床实践和访问患者，再行修正提高。所以他去世后，这些有效方剂都被我们几位师兄弟继承下来，继续造福患者。父亲亲手带出来的几个学生，现在也都成了扬州中医界的骨干。

“文化大革命”期间，父亲虽然蒙受冤屈，遭到冲击和迫害，但是他坚信中国共产党是英明伟大的，即使在被剥夺了人身自由和工作权利时，他仍然没有动摇对党的信念。后来，当父亲的问题初步得到解决，恢复自由、恢复党籍、恢复工作时，他那无比兴奋的情景，至今还历历在目。他欣喜地对家人说：“我又有了为人民服务的机会了。”那时他虽已 80 高龄，仍坚持上班。由于父亲比较长时间被禁止同外界接触，恢复上班后，求医者甚多，他总是细心地给每一位患者切脉，询问病情，常常工作到精疲力尽，但他从不叫累。他说：“我要把这几年失去的时间补回来，多治好一个患者，我心里就多一分安心。”可是父亲恢复工作仅 3 个月，就悄悄地离开了人世。党的十一届三中全会以后，他的冤屈得到了彻底昭雪。如果父亲在天有灵，也会含笑九泉的。

今天，我已年近古稀，当年父亲勤勤恳恳为患者服务的高尚医德，仍然激励着我继续奉献余力。“老牛明知夕阳晚，不须扬鞭自奋蹄”，在这改革开放的大好形势下，我当加倍努力工作，使祖传医术更好地为人民健康服务。

我的慈父，我的恩师

扬州中医院任光霞

父亲任达然离开我们10年了，我从书架上找出帮父亲抄的方子，父亲慈祥的面容又浮现在眼前。

父亲从小随我祖父任继然习医，20岁开始独立行医，成为扬州中医内科“然”字门第11代传人。扬州老百姓称我祖父为“任三先生”，称父亲为“小任三先生”。父亲一生从医，悬壶济世60载。我在这样一个中医世家中成长，父亲任达然既是慈父，更是恩师。

“文化大革命”期间，我还是一个孩子。那时，父亲被下放到宝应，祖父被打成“反动学术权威”后，多次被批斗，后来中风在家卧床，日常生活难以自理。可是由于任家在扬州的北小街行医百余年，不仅住在老城的百姓知道，城区周边的人也还是赶到北小街，希望让他瞧病。父亲就对我说：“我在宝应也还是要为大家治病的，哪怕晚上我也要走乡间小路去出诊，这些患者找上门来，我们怎么能让他们失望呢？我不在家，你爷爷起不了床，你要帮你爷爷做事。”于是爷爷坐在床上为患者诊治，他口授药方，我帮着爷爷抄方子，当时我对很多中药的药理搞不清楚，记录的药方常有错误，每次写好后都要读给爷爷听，不断改正。慢慢地，我也学了不少。

1975年，我从上海医科大学毕业，也成了一名医生。可是工作中常感到对一些用药把握不准，便不断向父亲请教。结婚后，我有了自己的家庭，但仍然三天两头回家讨教。父亲擅长脾胃病调治，他教我如何在明确脾胃的生理、病理特点的前提下，灵活调节升与降，辨别寒与热，掌握虚与实，注重润与燥之间的辩证关系，从而使脾胃调和、中州得健。治疗中风呃逆患者也是父亲的强项，他认为该病与气机升降失常、胃气上逆有关，应当同时平肝止呃，并针对不同病机进行辨治，可以用代赭石、沉香止呃，用天麻、石决明平肝，根据患者舌苔、脉象、体形增减药量。

1991年，父亲被国务院授予政府特殊津贴，被国家人事部、卫生部、中医药管理局授予“全国名中医”称号。他还被批准为“全国老中医专家继承班指导老师”，是首批具有带教能力的全国500名老中医专家之一，我有幸成为他正式的学生。做学生还是要从抄方子做起，这时候我有了不少中医基础，抄方子顺利多了。可是父亲的要求也更高了，不但要字迹清楚，懂得各味药的药理，更要注意如何辨证。

父亲常说：“不管贫富贵贱，只要患者来求医，都要悉心对待。”父亲不但教我医术，更教我医德。

记得当时父亲在苏北人民医院的诊室不过10多平方米，常常被里三层、外三层的患者围着，夏天开个电风扇也吹不到风。他常常到中午1点才能下班。有时看完上午的患者还要赶到病房去会诊。好不容易有个休息天，还有患者找上门来，有时中午吃饭时来了患者，他立即放下筷子，随即诊治，不叫人等候。他诊病时先切脉，然后主动叙述病情，和患者回答得一般七不离八。

父亲在扬州闻名遐迩，妇孺皆知。他平时对家人讲话不多，但来了患者马上变了样，热情接待，相谈甚欢。他对待患者总是低声细语，有问有答，从不怕麻烦。父亲还常对患者进行精神安慰，治病先治心，使得患者药尚未吃，病已去三分。

为减轻患者经济负担，父亲一直遵循着家里的传统，开的药方少的一般不过五六味，多的不超过十味。

2002年，多年劳累的父亲病重住院了，有人赶到病房里求医，他条件反射式地突然打起精神，替人切脉疗病，不知推却。

2003年1月28日，父亲离开了我们，他就是这样一辈子鞠躬尽瘁为患者服务，一辈子勤勤恳恳为患者服务。他的高尚医德，永远铭记在我们子女心中。

2010年，扬州市确定“任氏中医内科”为扬州市非物质文化遗产。2011年，我被确定为“任氏中医内科代表性传承人”。父亲，我会将你的医术和医德发扬光大的。

人生道路的转折点

——记中医研究学习对我的人生影响

西医学习中医研究班　苏州市中医医院　任光荣

1963年，我从苏州医学院医疗系毕业，分配到扬州苏北人民医院内科工作，开始了我的医学生涯。3年的内科住院医师生活一晃而过，正值业务兴趣浓厚、水平迅速提高的时候，医院领导告诉我，奉江苏省卫生厅指示，我被调往南京参加中医学院中医研究班的学习，同时调往南京的还有几位已学过中医的“西学中”人员。这是卫生部为加强江苏中医工作的举措，学习结束后参与者可留在江苏省中医药研究所工作。对于中医世家出身的我来说，本应顺理成章，可我当时并不想去，后来身为老中医的祖父与父亲坚决要求我去学中医。父命难违，我就这样进入了中医研究班（以下简称中研班）学习中医，成了家族中第十二代中医，并从此为中医事业奉献、奋斗。中研班的学习成了我人生道路的转折点。

我们这一届中研班情况特殊，人事关系放在江苏省中医药研究所，研究所当时属中医学院代管，以办理调动手续入学，学员人数不多，仅14人，名副其实的研究班。开班前，江苏省卫生厅厅长盛立，中医学院院长张克威、学院副院长兼研究所所长王一峰同志召集我们座谈。座谈时，张治华副所长兼任班主任进行了专业思想教育，带我们学习领会毛泽东主席关于西医学中医的重要批示，他语重心长，充满期望。盛立厅长问我：“你这个中医世家出身的人总该没有思想问题了吧。”这一届中研班的特殊还在于它经历了“无产阶级文化大革命”，而又能坚持下来，原学制2年的中研班一学就是5年，辗转于学院本部、白马湖农场、仪征及江苏省中医院、江苏省中医药研究所。学院的同学说我们身处“只读书，不革命”的“世外桃源”。这一届中研班特殊在学院安排了有丰富教学经验的教师任教，包括孟景春、陈易人、丁光迪、周小斋、王志强等一批治学严谨、教学认真的各教研室元老，使我们受益匪浅，终生难忘。这一届中研班还特殊在大家专业思想稳固，热爱中医事业，毕业后绝大部分从事中医、中西医结合工作，无一放弃中医、反对中医者。大家多年来坚持在中医工作岗位上，为中医事业做出了重要贡献，在中医界已有一定的影响力。不少学员已成为“江苏省名中医”“江苏省名中西医结合专家”。目前，这批学员虽都已年过60，但仍然在中医事业的岗位上奉献着。

中研班学习结束后，我回了临床工作岗位，坚持把所学的中医理论全部用于中医和中西医结合工作上，不断深入，不断探索，遵照周恩来总理“一个病一个病搞”的指示，从临床入手，从提高疗效入手，先后对消化系统疾病、中医证型、中医方药治疗机理、中西医结合思路与方法进行研究。这些成果先后发表在《中华内科杂志》《中国中西医结合杂志》《江苏医药》《江苏中医学报》等刊物上，产生了一定的积极影响，也奠定了自己的学术基础，我在中医事业的道路上愈走愈深。

正是缘于我是中研班出身，1988 年，我被调入苏州市中医院工作，我的首要任务是重新组建苏州市中医研究所，当初的中医研究所仅有 2 名中医、1 名化验员，不能称为实验室，因此必须从机构着手，从基础着手，同时还要加强科研意识。中医科研起步晚，基础水平低，科研工作方法不规范，这更加要求我们中医药人员努力提高中医学术水平，推动中医科技进步。研究所加强了人才引进，加强了科研设施的建设，经过一段时间的努力，研究所逐步成为一个初具规模的市级中医研究机构，其中包括中药研究室、分析实验室、生物免疫学实验室、同位素实验室以及相关临床研究室。这样研究所具备了实质内涵，受到了苏州大学医学院、上海第二医科大学瑞金医院的帮助与认可，在中医科研中发挥了重要作用，将苏州市中医科研推向一个新的台阶。

1989 年，由于工作需要，我被任命为苏州市中医院院长，历史的责任落在肩上。适逢中医发展的好时机，中研班的培育以及此后所从事的中医工作，使我很快进入了这个角色。肩负着业务、行政的双重责任，一些中医发展的深层次问题需要我去思考，需要我去解决。中医院首先是医院，之后才是中医院，它的发展方法与方向已十分明确。首先，着力抓中医院的规范化管理，尤其是病史规范、科室设置、专科建设、急诊与综合服务能力提升、科技进步与现代设备条件改善。其次，在国家杏林计划与等级医院建设的推动下，发展中医院及中医事业。我院是最后补充进入国家中医杏林计划的医院，这反而激励了全院。在 2 年建设后（规定建设周期 3 年），我院就申请验收，经国家组织的专家认真评审，我院被评为“三级甲等中医院”，并成为江苏首家验收通过的“全国示范中医院”，同时我院连续4次被评为“江苏省文明单位”，成为医院发展中的一个重要里程碑。中医事业发展有望。

苏州是个外向型经济城市，苏州工业园区是中新合作的典范，苏州的中医也曾为苏州工业园区发挥了有益作用。1993年4月，时任苏州市市长的章新胜同志（后任教育部副部长）告诉我，新加坡与中国合作，要在中国建立一个工业园区，规模很大，层次较高，当时山东也在争取，首次来华谈判与考察的是新加坡副总理王鼎昌先生。彼时外表健康的王副总理已身患恶性淋巴瘤，许多国家都邀请他去治疗。章市长问我中医有没有办法，这对中新合作很重要，并希望我们努力，为新加坡政府领导的健康做出贡献。我表示一定努力！我约了其他2位老中医，3位主任医师一起为王副总理按中医望、闻、问、切的方法进行会诊，拟定处方。王副总理回国后，就当选了新加坡首任民选总统，并向我们传来了健康信息：情况很好，颈部肿大的淋巴结消失。他希望继续中医治疗，并邀请我们访问新加坡。当年，新加坡总统府发来正式邀请，我和另外2位老中医11月份赴新加坡。我们去新加坡的活动受到了社会各界的关注，新加坡对中医的政策也有了一些改变，中医受到了一定重视。在我以后因其他事务去新加坡时，当地已成立了中医管理局，并承认我国6所中医院校（包括南京中医学院）学历。我们到达新加坡的第一项活动就是拜访王总统，王总统在总统府接见了我们，并让我们为他继续进行中医诊疗，王总统还在总统府设宴招待，为我们准备了丰盛的中国餐，席间我们与王总统畅谈了新加坡的飞速发展、中国的改革开放和历史悠久的中医中药。我们通过中医药服务，在新加坡结识了许多政界与企业界的朋友，促进了中新友谊。事隔不久，中新合作的新加坡工业园区终于在苏州落地。时任国家副总理的李岚清代表国务院签订了协议书，苏州外向型经济迈上了一个新的台阶。后来李光耀这位受西方影响的政治家也相信起中医，在他资政来到苏州时，我们也曾为他进行中医药的咨询服务，受到了他与夫人的欢迎与赞赏。苏州市领导评价，中医为苏州外向型经济做出了贡献。此后，中医药的影响不断扩大，相关中医机构和部门与新加坡合作成立了“新星中医诊所”，与香港百草堂合作成立了保健品公司，与日本前田中医研究院开展长期合作，苏州市政府还派我去德国开展医疗讲学，与美国、加拿大进行中医学术交流。能进行这些工作，源于我是名中医，更得益于中研班的中医教育。

初到中研班时，学院一位领导说“不入迷，不成家”，意思是只有热爱专业，才能有所建树。这句话，在我们中研班得到了印证，大家坚持中医学习，坚持中医方向。我深入临床研究，探索中医药的疗效规律。例如，研究上消化道出血（中医血证）的中医药疗效，收集并对比了700多例患者，进行统计分析，找出了有效方药，并探讨作用机制，成为中医治疗急性病的一项成果。我还以急性胰腺炎为例，探讨中医对急腹症的疗效及其机理，明确“以通为用”的基本法则与原理。我们还对中医证型进行了一些基础的研究，以期找出客观化、规律化的东西并对老中医的经验方进行临床和实验室的再研究。我们中研班的不少人成为江苏省内中医界的知名专家。我也不例外，被苏州市人民政府授予“苏州名医”，被江苏省卫生厅、江苏省中医药局授予“江苏省名中西医结合专家”，被江苏省人民政府授予“中青年突出贡献专家”，享受国务院政府特殊津贴。

回首往事，思绪万千。南京中医学院是我学习中医的母校，也是我医学道路的转折点。如今母校一派兴旺景象，从一所中医进修学校发展为中医学院，又从学院发展为中医药大学；从一个科系发展出多个科系；从中医进修到本科生、硕士研究生、博士研究生、博士后的培养。我也成为母校的兼职教授和博士研究生导师。祝母校兴旺发达，培养出更多、更高质量的中医药人才，奉献于祖国的中医事业。

任氏中医传承脉络及学术思想

任氏中医内科起源于扬州17世纪中叶双桥任庄的任氏家族，即扬州赫赫有名的“然”字门中医内科流派。任家世代行医，声名鹊起，终成近代有影响的学术流派之一——中医内科“然”字门。家族传承13代，名医辈出，杏林苍翠。

一、任氏中医传承脉络

任浩然（1842—1919），“然”字门第8代传人，业医50余年。浩然幼承家学，在扬州北郊行医，为劳苦大众治病，经常披星戴月出诊，甚至奔波数十里。任浩然以解除百姓疾苦为己任，急人之急，夜半闻病家敲门声，即披衣下床，辛苦异常。当时农村缺医少药，农民生计困顿，他送医问诊，不计所获，渐为乡民所重。任浩然一生积累了不少临床经验，为任氏医学后来的发展，起了奠基作用。

任若然（1866—1944），任浩然之子，“然”字门中医内科第9代传人。任若然16岁随父行医，他一生对脉学颇有研究，从医60余年。由于任若然在临床实践中积累了丰富的经验，诊治疾病时胆大心细，用药丝丝入扣，诊脉准、投药狠、疗效速，使一些危重患者得到起死回生之效，因而在广大人民群众中享有很高声誉，被称为“任大胆”。在清末民初之际，任若然将自己的诊所由扬州北郊迁入扬州北门关帝庙南侧。中华人民共和国成立后，其宅编为北小街62号。他在北小街行医时，门庭若市。由于平素攻读医书及操劳过度，任若然晚年双目失明。由于脉学根柢深，他通过切脉、闻诊、问诊，口授处方，再由后辈或弟子抄写，为广大患者解决不少疑难杂症。其子述然、继然从其业，颇有医名。

任述然（1889—1956），又名任步青，任若然次子，“然”字门中医内科第10代传人。幼承家学，对《素问》《灵枢》颇有研究。光绪三十三年（1907），其应两淮盐运司考试合格，被授予优等凭照。任述然一生擅长调理内科疾病，对时病的诊治，亦有丰富之经验。时至中年，诊所设在扬州南门大十三湾。中华人民共和国成立后，任述然被选为扬州市政协委员、卫生协会委员。1956年夏初，他抱病赴南京参加全省中医代表大会。回扬后，因诊务繁忙，他未能休息，7月下旬又去北京参加中华医学会第十届全国会员代表大会，受到周恩来、朱德等国家领导人的接见。返扬后，他应苏北人民医院之聘，入院工作。未及旬日，其喉癌发作，医治无效，于1956年11月1日上午去世。任述然弟子众多，先后有20余人，如李伯青、聂汉青、孙干青、张少青、王一青、卜鉴青、殷济青、黎象青等。弟子王一青为其编有《任步青先生医案》一书。

任继然（1895—1974），又名任步芳，字漱兰，任若然第三子，“然”字门中医内科第 10 代传人。由于排行第三，世人爱以“三先生”或“任三先生”称之。任继然幼承庭训，攻读《黄帝内经》《难经》，在此基础上，又刻苦钻研张仲景的《伤寒杂病论》、吴鞠通的《温病条辨》、叶天士的《温热论》等书，一生擅长温热病及杂病的治疗。中华人民共和国成立前，瘟疫病流行，很多患者通过任继然的治疗，顿起沉疴，化险为夷，恙入坦途。中华人民共和国成立后，中央落实中医政策，任继然在上级领导（如肖广普同志）的关怀下，于 1955 年受聘于苏北人民医院，结束了祖祖辈辈私人行医的历史，开始了新的生活。大江南北求医者接踵而至，亦有不少中央部门负责同志到扬州请其治疗，每天候诊室患者应接不暇。1956 年，任继然光荣地加入了中国共产党，晋升为内科主任医师。之后，他一次又一次地被评为先进工作者，出席了省、市先进工作者和全国文教群英会。在参加中华人民共和国成立十周年观礼仪式时，他受到毛泽东主席、周恩来总理的接见。后人有诗咏任继然：“大胆传家道冠群，攻坚一剂抵三军。纵非良相功无敌，天为邦人寿此君。”从北京观礼回扬后，他在工作中更是意气风发，斗志昂扬。在研究中医临床经验时，他苦心创制了不少特效方剂，如治疗失眠的“高枕无忧丹”、治虚损的“延寿丹”等。在治疗病毒性肝炎时，他常用“治湿”“理脾胃”的方法。治湿的内容包括：① 祛湿，主方用藿香正气散；② 利痰，主方用茵陈五苓散合栀子、柏皮等；③ 化湿，主方用木香槟榔丸加减。理脾胃的内容包括：① 醒脾胃，主方用平胃散加减；② 补脾胃，主方用参苓白术散加减。这些经验至今在临床上仍有借鉴之处。任继然一生培养学生众多，包括任达然、王馨然、糜震然、钟明然、童慕乔、张锡恩、王小平、洪莻然等。其丰富的医学经验集中反映在《任继然临床经验录》中。

任达然（1920—2003），名宝德，任继然之子，“然”字门中医内科第 11 代传人，扬州老百姓称其父亲为“任三先生”，称其为“小任三先生”。任达然承家学，精岐黄，16 岁随父亲始习医，5 年后学成行医，精研《黄帝内经》《伤寒论》《金匮要略》《温病条辨》，并博采各家之说，强调理论要与实践相结合。1956 年，任达然被吸收到扬州苏北人民医院中医科工作。1957 年夏，他被国家卫生部抽调至北京会诊暑温（乙型脑炎），从热、痰、虚象斟酌治疗，大大降低此类病证的病死率。任达然曾任扬州市苏北人民医院中医内科主任、扬州市中医院名誉院长、江苏省第六届人民代表、江苏省中医学会常务理事、扬州中医学会理事长，被评为江苏省劳动模范、江苏省名中医、全国名中医，享受国务院政府特殊津贴。1991 年，经国家人事部、卫生部、中医药管理局批准，任达然成为全国第一批名老中医药专家继承工作指导老师。

任达然主要学术思想体现在治阴虚燥热注重气阴两补和治脾胃病强调气机协调两方面。任达然在临床上善用养阴法治疗阴虚燥热，但又强调在治疗过程中应根据患者的特点，随证适当加入补气药或酌情配用温阳药等，以期气阴两补或水火相济。再则，养阴药皆甘寒滋腻之品，故用时必须注意脾胃的消化功能，因此，配伍补气与温阳药，可以去其甘寒滋腻之性，达到顾护脾胃的目的。在治疗脾胃方面，任达然认为应在明确脾胃生理、病理特点的前提下，灵活调节升与降，辨别寒与热，掌握虚与实，注重润与燥之间的辩证关系，从而使脾胃调和，中州得健。如治疗呃逆，他认为该病与气机升降失常、胃气上逆有关，应当同时平肝止呃，并针对不同病机进行辨治，可以用代赭石、沉香止呕，用天麻、石决明平肝，根据患者舌苔、脉象、体形增减药量。

任达然擅长脾胃病调治，但对一些危重病症如流行性出血热、乙型脑炎、脑溢血、重症肝炎、伤寒病也有丰富的临床经验。任达然一生为人谦恭，工作认真，医术精湛，可谓德艺双馨。20 世纪 90 年代初，扬州中医学会、扬州市中医院送他“仁心妙手”匾额。任达然著述有《中西医结合治疗流行性乙型脑炎的临床体会》《脾胃学说在临床的运用》等 30 余篇学术论文。他还参加了许多中成药生产的鉴定，并根据中医理论和自己的临床实践提出意见。任达然一生丰富的临床经验，由其学术经验继承人张恩树主任中医师、任光霞主任医师编著成《任达然老中医临床经验录》。任达然主要弟子有任光荣、任光霞、黄彤岩、戴金梁、张恩树、涂少南等。

作为任达然的长子，任光荣承继家学，又经过系统的现代医学学习，成为世代行医的任家第一个跨入高等学府的继承者，这使他可以用更为宽广的视野，在更高层次上审读家传的医学内涵及种种医案，用现代医学的理念和技术渗透到中医的望、闻、问、切之中，完成了“然”字门从手口相传、衣钵为继向更为先进、更为科学阶段的嬗变，为任氏内科乃至传统中医注入了新内容。1991 年、2008 年，任达然和任光荣父子先后被列为第一批和第四批全国老中医药学术经验继承工作指导老师。“一门两‘国医’，名家添异彩”，被传为佳话。

任光荣（1940—2013），“然”字门中医内科第 12 代传人，自幼耳濡目染岐黄之道，1963 年毕业于苏州医学院医疗系，1965 年入南京中医学院中医研究班学习，毕业后长期从事中医和中西医结合临床及科研工作。1979年，任光荣被选中支边，到西藏工作3年，成绩斐然，抢救和治愈无数患病藏民，曾撰写《山南地区高原心脏病的回顾调查及防治》等论文，为高原病的防治起了积极作用。1993年，任光荣、汪达成、奚凤霖三位名医出访新加坡，为新加坡总统王鼎昌实施医疗服务，受到总统及夫人的亲切会见，为苏州市外向型经济的发展起到了有益的作用，为苏州市中医院走出国门奠定了良好的基础。他是主任医师，南京中医药大学兼职教授、博士研究生导师，享受国务院政府特殊津贴专家，全国第四、第五批老中医药专家学术经验继承工作指导老师，江苏省首批名中西医结合专家。他曾任苏州市中医院院长兼苏州市中医药研究所所长，中国中西医结合学会消化病专业委员会常务委员，江苏省中西医结合学会副会长，江苏省中西医结合学会消化病专业委员会主任委员、名誉主任委员，苏州市中西医结合学会理事长，中华中医药学会科技奖评委会委员，江苏省科协委员，江苏省中医药科技委员会委员和中管局专家咨询委员会委员，江苏省中医重点专科和国家中医药管理局重点专科“脾胃病”学科带头人，苏州市专家咨询团专家。

任光荣作为中华人民共和国培养的一代中西医结合临床学家，擅长慢性胃炎、消化性溃疡、慢性腹泻、胰腺炎、肝脏疾病及消化道肿瘤等消化系统疾病的中西医结合治疗，先后发表医学论文30余篇。“胃炎丸对慢性活动性胃炎胃黏膜保护作用的研究”“胃动方对胃肠动力的影响及其机理研究”等多项课题获江苏省中医药科技进步奖、中国中西医结合科学技术奖及苏州市政府科技进步奖，并获得首届中国中西医结合学会“中西医结合贡献奖”。任光荣认为：“坚持中西医结合是我国卫生工作的一贯方针，只有在创新中才能发展中医，中医的特色与优势是中医的生命，中医的发展既特殊又艰巨，任重而道远，需要不懈地努力，走中西医结合道路，振兴中医事业。”

任光荣以“博采众家，大医精诚”作为自己行医的座右铭，牢牢记住祖父任继然“为医者，医术是其能，医德是其魂”的教诲，在长达近半个世纪的行医生涯中，以精湛医术和优良的医德医风服务广大患者，无愧于优秀共产党员、江苏省名中西医结合专家、全国老中医药专家学术经验继承工作指导老师等称号。任光荣用一生诠释了“大医精诚”的为医之道，用实际行动践行了一名医者的崇高使命，也将“然”字门任氏中医内科汇入了吴门医派，在吴中大地结下累累硕果。

他的儿媳也是他的师承弟子——黄菲接下衣钵，牢记他生前教诲“继承渊源家学，融汇吴门医派，创新祖国医学”，勤耕岐黄，并在吴中大地栽下成片杏林。

黄菲，“然”字门中医内科第13代传人、任光荣儿媳，毕业于南京中医药大学中西医结合内分泌专业，研究生学历，目前是苏州市中医医院副院长、内分泌科学科带头人，苏州市第五批“姑苏卫生重点人才”，南京中医药大学硕士研究生导师，江苏省西学中高级人才项目师承导师，吴门医派进修学院师承指导老师，苏州市科普大使，中国医师协会中西医结合医师分会第二届内分泌与代谢病学专业委员会委员，世界中医药学会联合会糖尿病专业委员会理事，中华中医药学会糖尿病分会第七届委员会委员，江苏省中医药学会糖尿病专业委员会副主任委员，江苏省中西医结合学会糖尿病一体化诊疗专业委员会副主任委员，苏州市中医学会糖尿病专业委员会主任委员，江苏省中医药学会第十一届理事会理事，江苏省中西医结合学会内分泌专业委员会常委，苏州市中西医结合学会第七届理事会副会长。

黄菲主任从事临床工作近30年，主持和参与课题30余项，发表论文40余篇，获得省、市级科技奖3项，主编著作4部、参编著作4部，获得专利4项。她擅长中西结合糖尿病一体化管理、中西结合甲状腺疾病一体化诊疗、中西结合体貌调整（首创）等。黄主任把任氏的脾胃理论与吴门医派的“湿”邪致病学说结合在内分泌代谢病防治的临床、科研、教学中，在内分泌界有一定影响力，多次在全国内分泌和糖尿病年会上做主题发言。她担任内分泌科科主任10年间，带领团队成功通过了苏州市医学重点学科和专科认定，2017年成功引进“江苏省中西医结合医院刘超教授内分泌诊疗团队”。双方团队倾力合作，在临床、教学、科研、对外交流、科室宣传、健康患教、公益事业等方面取得了突出的成绩，在卫健委年度考核中连续3年获得优秀。在完成好临床工作之余，黄菲主任积极创新，首创“中西医结合内分泌体貌调整”理念，首开“体貌调整”门诊，旨在将中西医结合，发挥祖国医学优势及潜力，对患者“内调激素，外整体貌”，治疗肥胖、黄褐斑、痤疮等损美性疾病，使患者在疾病得到控制的同时，形体及容貌状态也获得调整，重塑自信。10多年来，她带领团队除了在甲状腺超声、细针穿刺基因检测、介入治疗等现代诊疗技术上不断提高，在将甲状腺中药外治方法运用在亚急性甲状腺炎和甲状腺结节方面也有所建树，获多个课题立项和苏州市新技术奖二等奖，申请专利已授权。在糖尿病方面，她致力于糖尿病早期预防和并发症的中医防治及一体化管理。目前承担苏州市“基于吴门‘膏粱厚味’新认识的‘清/下’法防治糖稳态早期失衡的研究与科技示范”项目。在糖尿病一体化管理中，除“一对一”“小课堂”、共享患教和糖尿病自我管理学院等形式多样的患教工作外，她还研究了药膳，并自创了消渴扶正操和大量特色的中医适宜技术。作为医院分管教育的副院长，黄菲主任为培养各级优秀中医人才努力创新和丰富教学方法，医院教学成绩、成果屡创新高。

任光荣另有 3 位师承弟子：孙宏文、章一凡、朱惠萍。

孙宏文，任光荣第四批全国名老中医学术经验继承人，主任中医师，1963 年出生于江苏苏州，1981 年考入南京中医学院（现南京中医药大学）中医系中医学专业，1986 年毕业后留校任教，后于 1988 年调入苏州市中医医院工作。1988 年至 1995 年期间，孙宏文主任主要在苏州市中医药研究所及内科门诊工作，为以后在科研方面的发展打下了基础。1995 年她进入脾胃科病区，专注于脾胃病的中西医结合临床诊疗工作。2008 年她经过严格的考试，入选国家中医药管理局组织的第二批全国优秀中医临床人才研修项目以及第四批全国老中医药专家学术经验继承项目，师从首届国医大师徐景藩教授，孟河医派传人、全国名老中医单兆伟、张继泽教授，以及扬州“然”字门传人、全国名老中医任光荣教授。历时 3 年，焚膏继晷，兼收并蓄，深得薪传。学成之后，她被授予第二批全国优秀中医临床人才及第四批全国名老中医专家学术经验继承人。孙宏文现任苏州市中医医院大内科副主任兼科教主任、吴门医派研究院脾胃病研究所所长、国家级名医工作室主任，同时兼任南京中医药大学教授、博士研究生导师，2020 年获评江苏省名中医。

孙宏文主任所在的苏州市中医医院脾胃病科，是国家中医药管理局重点专科，科室整体实力较强。在临床实践中，孙宏文主任总结归纳了数位恩师的临床经验，在脾胃病的调治过程中逐渐形成了自己的学术思想：主张脾胃病调治以平为期，脾以运为补，胃以降为和，兼顾他脏影响；慢性病的调治以后天为本，通过调理中焦达到整体调治的目的；天人相应，疾病防治当重视患者体质，并与四时阴阳互参；立足实践，参合各家经验，活学活用经典。孙宏文主任主持或参与了国家级和市级科研项目 10 余项，同时在 SCI、中华系列期刊及其他中文核心、科技核心期刊发表论文近 40 篇，此外还主编及参编医学专著各 1 部，多次获得苏州市优秀论文奖。孙宏文主任非常热心于学会工作，她兼任了世界中医药学会联合会名医传承工作委员会常务理事，同时也是中华中医药学会五运六气研究专家协作组专家。此外，孙宏文主任还担任江苏省中医药学会肝病专业委员会副主任委员、脂肪性肝病学组组长，江苏省中西医结合学会消化系统专业委员会委员以及苏州市中医学会肝病专业委员会主任委员。孙宏文主任在 2011 年 9 月获得南京中医药大学硕士研究生导师资格，并于 2015 年获得南京中医药大学博士研究生导师资格。

章一凡，主任中医师，硕士研究生导师，苏州市中医医院脾胃病（消化）科主任，任光荣第四批全国名老中医学术经验继承人，江苏省葛惠男名中医药专家传承工作室负责人，吴门医派杂病流派代表性传承人，苏州市吴门医派进修学院老师，苏州市吴门医派中医专家学术经验继承工作指导老师。此外，他还担任中华中医药学会肝胆病分会委员，中国中西医结合学会急性胰腺炎专业委员会常委，中国民族医药学会脾胃病分会常务理事，中国医师协会中西医结合消化病专家委员会委员，江苏省中西医结合消化病专业委员会副主任委员，江苏省中医药学会脾胃病专业委员会委员，江苏省中西医结合学会外治专业委员会常委，江苏省中西医结合学会亚健康专业委员会委员，苏州市脾胃病专业委员会主委，《国际中医中药杂志》编委。

章一凡主任在脾胃病的治疗过程中结合中医经典、跟师学习及自身多年临床经验，形成了自己的学术思想：① 注重六经辨证、卫气营血辨证、三焦辨证的统一结合。认为人体在生理条件下，六经、卫气营血、三焦三者是共存、互相影响的关系；在病理条件下，三者的变化亦是互相影响，互为因果，由浅入深、由表入里、由气及血、波及他脏。在治疗上，应把三者统一，使疾病由深变浅、由里出表，得到全面根治。② 在脾胃病的治疗中，注重内外结合的治疗方法，在内服药的基础上或单独运用针灸、穴位敷贴、埋线、膏摩、刮痧等外治法，辨证辨穴结合，使中医的各项技术都得到充分发挥，提高临床疗效，尤其在疑难疾病的治疗上取得满意的疗效。对胃、脾的诊断及治疗进一步深化。在叶天士注重胃阴的基础上，细化胃寒、脾寒、胃阴虚、脾阴虚的临床症状，提高临床治疗效果，避免误治失治造成疾病的迁延及恶化。③ 运用络病理论，针对慢性肝病，开展基础实验研究，期望揭示在络病理论指导下的方药在慢性肝病中的作用机制及靶点，为今后临床奠定理论方向。④ 在慢性胃肠疾病的治疗中，注重辨证施治，擅用益气活血通络法治疗各种慢性疾病，尤其是病程较久者，根据久病入络理论，擅用虫类药活血通络，达到邪祛病除的目的。⑤ 久痢以脾虚为本，是内因，是基础；肠道湿热积滞及瘀血败浊是外因，是病理因素。根据吴门医派代表叶天士“久痛入络”“久病入络”理论，吴门医派治疗久痢法从健脾、化湿、活血、解毒，采用口服中药与中药灌肠相结合的方法，每奏良效。

在从事临床诊疗工作的同时，章一凡主任全力培养科室骨干力量，带教本院吴门医派学术经验继承人以及吴门医派进修学院进修生。2018 年 5 月，他参加江苏省“十二五”中医重点专科评估验收工作。至今为止，他在国内外期刊上发表论文 10 余篇，其中 2 篇被 SCI 收录，出版专著 2 部，参与国家级课题 1 项，参与省级课题 3 项，主持市级课题 3 项。

朱惠萍，副主任中医师，硕士生学历，苏州市中医医院脾胃病科副主任，第五批全国名老中医药专家学术经验继承人。师从“然”字门中医内科传人、全国名老中医任光荣教授，吴中名医、全国名老中医何焕荣教授及江苏省名医孙宏文教授。此外，她还担任江苏省中医药学会内科专业委员会委员，苏州市中医学会肝病专业委员会副主任委员，苏州市医学会消化内镜分会超声学组委员。

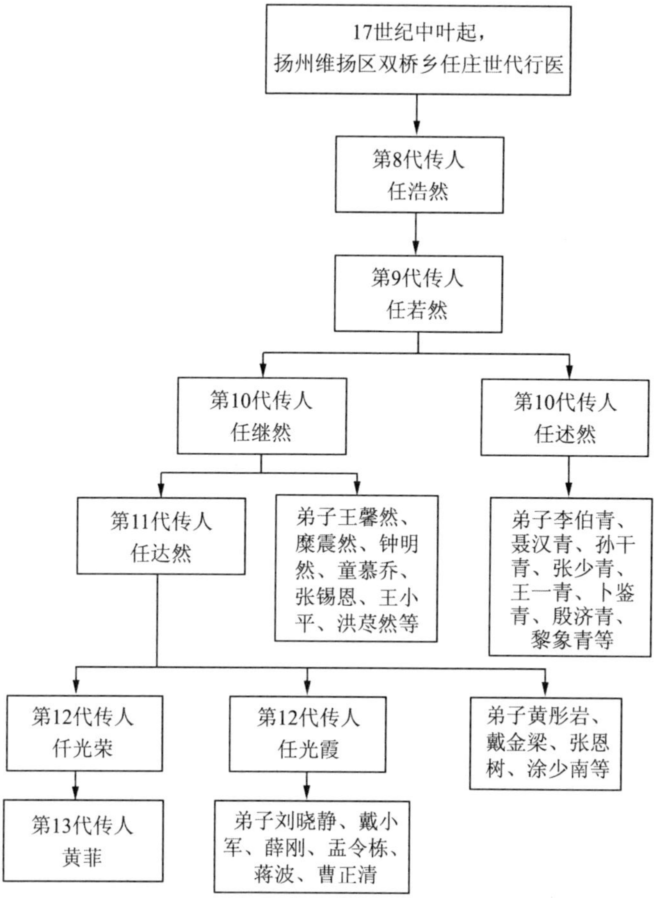

图 1　“然”字门任氏中医内科传承谱系

朱惠萍从事脾胃科临床工作20余年，擅长运用中医、中西医结合方法治疗慢性胃炎、消化性溃疡、功能性胃肠病、慢性腹泻、肝胆胰腺疾病，擅长消化内镜的检查及治疗。在从事临床工作的同时，朱惠萍副主任中医师主持并参与多项省、市级课题研究，发表论文近10篇，参编医学专著2部。

二、学术思想

1. 主张辨病与辨证为基本治则

治则是指导临床治疗，确立治法、处方用药的总法则，是治疗学上必须掌握的原则，是中医学理论体系的重要组成部分。任光荣在长期的学习和临床实践中，深感除以上诸项外，辨病与辨证相结合也是决定中医临床论治的前提，对于提高临床疗效有重要的指导意义。

《素问·疟论》根据疟疾发病的机理、临床证候、发病时间、寒热多少的不同，把疟分为寒疟、温疟、骨疟，将病证结合进行治疗。关于张仲景的学术成就，一般医者都认为是奠定了辨证论治的基础，实际上张仲景在《伤寒论》和《金匮要略》中都是把辨病与辨证紧密结合在一起的，这从其各个篇章的名称和内容即可看出。书中多数篇名都是“辨××病脉证并治”或“××病脉证并治”，这可以说明张仲景所强调的就是在诊断上将辨脉证与辨病相结合。

限于历史条件，中医辨病论治研究未能得到充分发展，因而相对地突出了辨证论治。自西医学传入我国后，一些有革新思想的中医学者开始探讨西医学术，在辨病方面也有了新的内容，朱沛文、张锡纯等倡导将西医的辨病与中医的辨证结合起来，指导临床治疗。这一主张在中华人民共和国成立后，由于提倡中西医结合而得到了推广，并有了较大进展。辨病与辨证相结合的治则是中医治疗学的传统和特色，在中医理论指导下，辨证的同时吸收补充辨病之长，对于探索临床治疗新方法十分可取。任光荣认为辨病诊治便于纵观全局变化，把握基本矛盾，而辨证论治则有利于抓住主要矛盾，但两者都有片面之处，所以说两者是“合之则兼美，离之则两伤”。因此，任光荣认为应当把辨病与辨证相结合的原则，列入中医治则的范畴内。

2. 治病务以脾胃为本

任光荣长期从事中西医研究工作，并长年在消化科工作，熟练掌握并在苏州较早开展消化内镜工作，对中医脾胃病的治疗有独到之处。任光荣临证时注重脾胃，用药以调畅气机为要，尤其推崇李东垣之《脾胃论》。

（1）治病求本，务注脾胃

任光荣在治病求本的思想指导下，在临证治病时重视治本的原则。任光荣认为：脾胃乃五脏之根源，后天之本，人身之本源。脾胃一虚，则百症蜂起。所以治病必以脾胃为本。在具体用药中虽百症各异，但也必须顾护脾胃之根本，切不可损伤之，所谓“有胃气则生，无胃气则死”。

任光荣认为脾胃乃消化系统的概称，胃肠、肝胆、胰脾实为人体重要的组织器官。近代的研究证实，消化系统的某些脏器不仅有“消化”功能，同时还属于人体的免疫器官，参与免疫功能的调节，对人体影响极大，所以古人将其称为“后天之本”。任光荣中西融汇的观点对后辈的启发很大，对其认识疾病、临证用药都有很大的帮助。

任光荣重视脾胃，渊源于李东垣。他认为人以脾胃为根本，容纳五谷，化为精微，清者入营，浊者入卫，阴脏阳腑得到脾胃的精华而获滋养，进而化作阳气（气机）进行各种生理活动，而阳气的升发、气机的调畅又依赖于脾之枢纽的作用，所以脾胃尤为重要。任光荣重视脾胃的保护体现在具体的疾病诊治中，如对慢性胃炎、消化性溃疡，其注重提高胃黏膜保护因子的治疗，善用黄芪、太子参、白术健脾和胃，推崇补中益气汤、六君子汤、黄芪建中汤等。任光荣通过多项对胃黏膜保护因子方面的研究，认为提高胃黏膜保护因子对改善慢性胃炎有较好的疗效，对消化性溃疡的抗复发具有明显的疗效优势（优于西药“三联”抗复发治疗），而且通过提高胃黏膜保护因子的治疗，对脾胃（胃肠）功能的恢复具有较好的疗效。

（2）调养脾胃，调畅气机

脾胃所伤则百病乃生，百病之由乃气机失畅为主，气机不畅则诸脏受阻，气滞则痰凝，气郁则火生，气滞则血瘀，所以调畅气机在治疗中尤为重要。在任光荣看诊的过程中不乏胃肠功能紊乱者，这类消化系统疾病以功能性胃肠病多见，如功能性消化不良、反流性食管炎、肠易激综合征等，大多表现为中医气机不畅的症状。任光荣对这类疾病积极采用调畅脾胃气机的方法，气机畅通，诸病自除。香砂六君丸、柴胡疏肝散、四逆散、逍遥丸是任光荣常选用的治疗方剂，在具体用药方面常用柴胡、枳实、陈皮、槟榔等。任光荣主持过多项中药调整胃肠动力方面的课题，都与调畅人体气机有关。他开展的中药对胃肠道神经受体及神经递质影响的研究，进一步揭示了中药存在双向调节的作用，阐述了其双向调节的作用机制和调节的物质基础。他还应用现代科技手段对调畅气机的疗效机制进行探讨和研究，揭示了中药理气药的作用机制，对今天开展中医中药疗效机制的研究具有重要意义。

(3)“亢害承制”，注重内环境

任光荣崇尚《黄帝内经》“亢害承制”理论，“亢则害，承乃制，制则生化，外列盛衰，害则败乱，生化大病。”他认为这是五脏之间的相互牵制，是维持事物动态平衡的必要条件，是保证各脏腑之间的相对平衡，如平衡被破坏就会产生一系列的变化。在人体内部，承制作用平衡使生化有序，承制遭到破坏就会产生病理变化。所以在调整人体脏腑功能时尤其要注重其内环境的变化。脾胃乃生化之源，气机升降之枢纽，保证脾胃升降正常，维护其正常的内环境是治疗的关键。所以，这体现在具体治疗过程中就是讲究气机调畅，阴阳平衡，而在具体用药中就是去其亢，维护其承，维护机体的内环境，保持内环境平衡。在慢性胃肠疾病的治疗过程中，要注重维护调整其生理的内环境，如消化性溃疡，任光荣坚决反对长期使用抑酸剂，而注重保护胃黏膜形态功能的完整，恢复胃正常的内环境，避免由于攻击因子增加、防护因子下降而致病，所以可以通过提高胃黏膜保护因子而达到新的平衡。临床实验也证实，提高胃黏膜防护因子的综合治疗，其疗效优于单纯降低攻击因子。

三、临证经验

1. 肿瘤诊治须扶正祛邪、攻补兼施

中医对肿瘤的认识散于浩瀚的中医典籍中。一般认为，“壮人无积，虚人有之”“积之成也，正气不足，而后邪气踞之”“正虚则为岩”，等等，说明恶性肿瘤的发生与人的正气强弱密切相关。任光荣长期临床研究观察后认为：恶性肿瘤是一种全身性疾病，是由多因素相互作用，经过多阶段发展而来的，正虚邪实是肿瘤的共性。病机可归纳为：气阴亏虚，瘀毒内结，形成以虚为本，虚实夹杂之证候。

任光荣认为消化系统恶性肿瘤的病因病机是气阴亏虚，瘀毒内结，形成以虚为本、虚实夹杂之证候，且认为恶性肿瘤有手术机会者尽可能切除肿瘤，术前术后均可中药调治，失去手术机会或放、化疗患者以及肿瘤复发、转移者均可予扶正祛邪的中药汤剂进行调治，以期“带瘤生存”，提高生存质量，延长生存期。具体治则如下。

扶正祛邪，攻补兼施　“正气存内，邪不可干”，任光荣认为本病的发生是其正气虚，主要以气虚、阴虚、气阴两虚占大多数，然后又在正虚的基础上产生瘀，因瘀生结，因结产毒，故治法上多予益气养阴，配合活血化瘀、消癥散结、清热解毒，自创益气养阴抗癌方。

顾护胃气 重视脾胃为本的理念最早见于《黄帝内经》，“有胃气则生，无胃气则死”，因此，在治疗消化系统恶性肿瘤过程中，顾护胃气十分重要。

辨病、辨证结合 在消化系统恶性肿瘤治疗上，善于针对不同部位的恶性肿瘤，选用不同的具有现代药理抗癌作用的中药，如食管癌常选用威灵仙、石见穿；胃癌常选用蜀羊泉、藤梨根、半枝莲、穿心莲；结肠癌多加用蜀羊泉、藤梨根、白花蛇舌草、半枝莲；肝癌多加用老鹳草、白花蛇舌草、铁树叶、僵蚕；胆囊癌常选用八月札、半枝莲；胰腺癌常选用夏枯草、苦参、山慈菇等。

任光荣认为中医药治疗恶性肿瘤，所起的作用主要体现在以下几个方面：① 缓解症状，提高生活质量；② 延长生存期；③ 减轻放、化疗的毒副作用，提高化疗完成率；④ 提高患者自身免疫功能；⑤ 可以一定程度地抑制肿瘤发展；⑥ 具有一定的抗转移、抗复发作用。因而，中医药应当早期且全程参与肿瘤的治疗，而不仅是晚期患者的“最后选择”。

2. 腹泻型肠易激综合征诊治当调肝实脾，健脾化湿

肠易激综合征是以腹痛或腹部不适伴有排便习惯改变和（或）大便性状异常的功能性病变，其中以腹泻型肠易激综合征最为多见，属于中医泄泻范畴，是我国临床上最常见的一种胃肠道功能紊乱性疾病，其发病有一定的家族聚集倾向，不仅花费了大量的医疗资源，而且会影响患者的生活及工作。

任氏中医认为腹泻型肠易激综合征最根本的病因病机是脾虚肝强，土虚木强为本，湿滞为标。任光荣通过几十年的临床观察发现，由于脾气虚弱，健运失职，水湿不化，而湿浊内生。湿邪多变，可从寒化，则为寒湿，或郁而化热，则为湿热，以至于虚实夹杂，病势缠绵。具体治则如下。

调肝实脾，肝脾同治 “补脾必以疏肝，疏肝即以补脾也。”补中兼通，使脾能运，才能达到实脾的目的。临证时，常用痛泻要方加减，取其疏肝实脾之意。

健脾化湿，寓补于运 祛湿之法有健脾化湿及运脾化湿。健脾化湿，临证常用四君子汤、参苓白术散化裁。运脾化湿，若湿从寒化，常用干姜、苍术、厚朴等温燥寒湿；若湿从热化，常用黄连、蒲公英、仙鹤草等清化湿热。

升降并用，调畅气机 处方用药谨遵“治中焦如衡，非平不安”的原则，常用党参、白术、黄芪等药以益气健脾，升麻、桔梗等升阳祛风，木香、

陈皮等和胃降逆，使脾气得升，胃气得降，气机得复，则达中焦如衡之态。

3. 溃疡性结肠炎诊治须分清缓急，内外并用

任光荣认为溃疡性结肠炎的发病根本在于脾胃虚弱，运化失健。无论是外感湿热毒邪，或是嗜食肥甘，化生湿热，或是过食生冷，湿浊内蕴，郁而化热还是劳倦太过，情志失调，皆可导致脾胃受损，脾失健运，气滞湿阻，气血壅滞，脂膜血络受损，肉腐血败，内溃成疡，化为脓血，大肠传导失司，混杂而下，导致本病。

诊治溃疡性结肠炎需要分清缓急，内外并用。具体治则如下。

分期论治 任光荣认为本病分为3期，分别为活动期、缓解期、重症期。活动期多属湿热壅盛证，应以清热祛湿为法。可选用黄连、黄柏、黄芩等燥湿之品；砂仁、蔻仁、藿香等化湿之类；茯苓、苡仁等利湿之辈。同时要注意本期虽以湿热证为显，但仍可见脾胃虚弱之表现，如面黄肌瘦、纳差乏力等，故还应坚持健脾助运之原则。缓解期多属脾胃虚弱，大肠失约，湿热内恋之候，应以健脾益气为法。常用参苓白术散、理中汤等经典方剂。任光荣非常重视黄芪、党参的应用，多重用，用量常在30~60 g之间，认为二药能力补脾胃，鼓舞清阳，提振中气，排脓止痛，活血生血而无刚燥之弊。重症期多属肉腐血败之极期，以祛腐生新为法，多使用三七、血竭等药。

内外结合 任光荣擅长内服药与灌肠药结合，对于发病部位在直肠及乙状结肠的患者，内服药与灌肠药结合可加快吸收速度，提高局部药物浓度，促进溃疡愈合。

重视肺与大肠相表里 因肺与大肠关系密切，在治疗上应重视宣通肺气，适当使用宣降肺气的药物，如紫苏叶、桔梗等药物提高疗效。

慎用固本止泻药物 慎用固本止泻药物，以免“闭门留寇”，加重病情，在治疗上宜先行疏利导滞、运化祛湿，常用熟大黄、桃仁、鸡内金等药物，泻热毒，祛痰浊，化食积。

重视情志疏导 治疗溃疡性结肠炎，一方面应消除患者恐惧心理，另一方面根据“抑木扶土”法，使用疏肝安神等药物如柴胡、百合、合欢皮，以调畅气机，恢复肝胆之疏泄功能。

4. 慢性胃炎诊治，理气通降是常法

胃在生理上以降为顺，主受纳、腐熟水谷，为“水谷之海”。《灵枢·平人绝谷》指出：“胃满则肠虚，肠满则胃虚，更虚更满，故气得上下，五脏安定，血脉和利，精神乃居。”只有胃气和降，才能腑气通畅，所谓胃以

降为顺，以通为用。通降是胃的生理特点，壅滞则为病。一旦气机壅滞，则水反湿，谷反滞，形成气滞、血瘀、湿阻、食积、痰结、火郁等病理产物，从而出现胃脘部疼痛胀满、嗳气、恶心呕吐、纳呆等症状。所以任光荣认为治疗慢性胃炎，理气通降是常法。疏通气机，即疏其壅塞，消其郁滞，使上下无碍，当升者升，当降者降，推陈出新，导引食浊郁滞下行，给邪以出路，则寒热自除，阴阳调达。具体治则如下。

理气通降是常法 任光荣习惯用柴胡疏肝散作为理气通降的主方，若脘胁胀痛明显，则加用金铃子散。针对因情绪失调，肝郁犯胃患者，任光荣善用花类药疏肝和胃，理气不伤阴。对于胆汁反流性胃炎的患者，治宜降胃导滞，药用苏梗、槟榔、大腹皮、莱菔子、沉香曲、降香等，任光荣习惯加用旋覆代赭汤以增强降逆和胃之功。即使对于脾胃虚弱的患者需大量滋补药入方，为了防止滋补药造成气机壅滞，任光荣亦常加入理气和胃之品，以振奋气机，使气行则血行，津得气布，阴液自复。

清化温中细分辨 左金丸是任光荣临床常用方，对于肝胃郁热的胃炎患者，任光荣喜用黄连清泻肝胃之火，或用龙胆草取代黄连增强泻火之力，配合吴茱萸疏肝解郁，和胃降逆。根据患者的寒热多少来决定黄连、吴茱萸的用量及配比，若患者寒多热少，则适当增加吴茱萸的剂量。对于寒邪犯胃的胃炎患者，症见胃痛暴作，痛势较剧，喜暖喜按，舌淡苔白者，任光荣多用良附丸加减。若患者素有胃疾，复感寒邪，形寒肢冷，此乃中虚感寒，多用附子理中汤加减。在慢性胃炎患者中，常见气滞湿阻，湿蕴化热，脾虚生湿等变化，常表现为胸脘痞闷、恶心欲吐、纳呆口黏、身重倦怠、舌苔厚腻、脉象濡细等症状，任光荣喜用二陈汤、平胃散加砂仁、豆蔻等化湿健脾。

气血双调不可少 若症见神疲气短，乏力纳差，脘痛绵绵不休，泛吐清水，大便溏薄，甚至肛门下坠感，舌淡胖，苔薄白，脉细弱者，任光荣多用黄芪建中汤、香砂六君子汤或补中益气丸加减以益气健脾。针对萎缩性胃炎，任光荣认为应采取益气养阴活血法。益气健脾多用太子参、炙黄芪、山药、白扁豆、炒白术等，养阴和胃多用生地、石斛等，活血化瘀多用莪术、当归、桃仁等。总之，无论是理气、行气、降气、补气，还是活血、养血，治疗慢性胃炎，任光荣强调必须调和气血。

辨证、辨病相结合 浅表性胃炎伴黏膜糜烂的患者，多加入清热解毒之品，如龙胆草、黄连、黄芩、半枝莲、蒲公英等，有助于减轻黏膜的充血水肿。另外加入一些保护胃黏膜、促进胃黏膜愈合的中药，如白及、木蝴蝶、三七粉等。对于幽门螺杆菌相关性胃炎患者，任光荣多在方中加用仙鹤草、龙胆草、黄连、蒲公英等以增强抗幽门螺杆菌的疗效，减少对西药的耐药性。而对于萎缩性胃炎伴有轻度不典型增生者，任光荣认为需要防止其癌前病变的进一步发展，治疗时多加入生苡仁、白英、藤梨根、白花蛇舌草等抗肿瘤之品。对于胆汁反流性胃炎患者，根据“邪在胆，逆在胃”的《黄帝内经》理论，辨其肝胃郁热居多，故任光荣认为左金丸是常用之方。

5. 经验方选

（1）益气养阴抗癌方

组方：黄芪 20 g，党参 10 g，生地 10 g，石斛 15 g，天冬 15 g，白术 10 g，茯苓 15 g，白扁豆 20 g，薏苡仁 20 g，莪术 10 g，水蛭 3 g，蜀羊泉 15 g，藤梨根 15 g。

功效：益气养阴，活血化瘀，清热解毒，扶正消瘤。

主治：消化系统恶性肿瘤。

用法：每日 1 剂，煎服 2 次。

方解：黄芪、党参、白术、茯苓、白扁豆益气扶正；生地、石斛、天冬养阴生津；莪术、水蛭活血化瘀，软坚化积；薏苡仁、蜀羊泉、藤梨根清热解毒，化消肿瘤。本方长期服用可缓解症状，提高生活质量，延长生存期，减轻放、化疗毒副作用，提高化疗完成率，提高患者自身免疫功能，一定程度地抑制肿瘤发展，具有一定的抗转移、抗复发等诸多作用。

加减：兼有恶心呕吐者，加姜半夏、竹茹；伴有脘腹疼痛，加延胡索、金铃子；时有嗳气，加制香附、沉香曲；伴见腹胀，加厚朴、槟榔；不欲饮食，纳少者，加谷麦芽、鸡内金；若兼有便溏，加诃子肉、石榴皮。任光荣认为辨证也应与辨病相结合，针对不同部位的恶性肿瘤，适当加入清热解毒、化痰散结类的抗肿瘤中药。比如，食管癌常选用威灵仙、石见穿；胃癌常选用蜀羊泉、藤梨根、穿心莲；结肠癌多加用蜀羊泉、藤梨根、白花蛇舌草、半枝莲；肝癌多加用老鹳草、白花蛇舌草、铁树叶、僵蚕；胆囊癌常选用八月札、半枝莲；胰腺癌常选用夏枯草、苦参、山慈菇等。

（2）任氏清胰汤

组方：柴胡 10 g，枳实 10 g，炒白芍 10 g，生大黄 10 g（后下），桃仁 10 g，炒黄芩 10 g，黄连 3 g，生木香 6 g，延胡索 10 g，玄明粉 10 g（冲服）。

功效：通腑泄热。

主治：急性胰腺炎早期。

用法：每日1剂，加水1 000 mL，煎取药汁400 mL，分2次口服，得泻下，止后服。

方解：方中延胡索归肝、脾经，行气止痛，用于胸腹疼痛；柴胡归肝、胆经，疏肝泻热；白芍归肝、脾经，养血柔肝、缓急止痛；枳实归脾经，主治痞满胀痛，治湿满；大黄归大肠经，为常见泻下药，可清湿热、祛瘀解毒；黄连、黄芩清热泻火、燥湿解毒；桃仁活血祛瘀能力较强，配合清热药，有助于清热消痈；木香可行气止痛；玄明粉泄肠腑热，用于湿热积滞。

（3）护胃方

组方：生大黄，三七，龙胆草，吴茱萸。

功效：清热化瘀，理气止痛。

主治：急慢性胃炎、胃溃疡。

用法：水煎服用，每日1剂。

方解：生大黄性味苦寒，具有清热泻火、凉血止血、活血化瘀的作用，为君药；三七化瘀止血，龙胆草清热化湿、泻肝胆实火，二者共为臣药；吴茱萸辛、苦、热，辛能解肝气之郁滞，热能制约生大黄、龙胆草之寒凉，为佐药。全方药少力专，寒温并用。

（4）健忆胶囊

组方：红景天，川芎，银杏叶。

主治：老年性痴呆。

用法：每次2粒，每日3次。

方解：红景天益气活血，川芎活血祛瘀，银杏叶活血养心，三药配伍，相辅相成，川芎加强红景天的活血作用，银杏叶加强红景天的养心作用，从而构成益气活血养心的配伍。

（5）柔肝合剂

组方：老鹳草，䗪虫。

主治：肝纤维化病。

用法：每次10 mL（含老鹳草15 g、䗪虫3 g），每日3次，连服3个月为1疗程。

四、医案医话

1. 胃癌

孙某某，女，51岁，2008年7月15日初诊。胃癌术后2个月。患者2

个月前接受手术治疗，见肿瘤广泛转移，未行根治术。就诊时：上腹疼痛，时有嗳气吞酸，神疲乏力，纳差，大便偏干，日 1 次，舌质淡，苔白腻，脉细缓。辅助检查：胃镜示胃窦小弯侧见 4 cm×3 cm 大小占位灶，累及幽门管及胃角，病理报告为胃窦部腺癌。中医辨病为癌病——胃癌，辨证为脾胃虚弱、湿浊中阻，治以运脾燥湿、和胃降气，方选平胃散合二陈汤加减。

苍术 10 g	白术 10 g	猪苓 10 g	茯苓 10 g
白扁豆 10 g	木香 10 g	沉香曲 10 g	苏梗 10 g
陈皮 6 g	制半夏 10 g	炒谷芽 30 g	炒麦芽 30 g
炙鸡内金 10 g	槟榔 10 g	砂仁 3 g	蔻仁 3 g
六一散 15 g			

7 剂。另服用扶正胶囊，云芝胞内糖肽。

二诊：服药后患者仍诉胃脘隐痛不适，腰背酸痛，大便偏干，日 1 次，舌淡，苔薄白，脉细。湿浊已去大半，酌加益气活血之品。

党参 10 g	炙黄芪 20 g	木香 10 g	沉香曲 10 g
金铃子 10 g	猪茯苓各 10 g	白术 10 g	白扁豆 10 g
吴茱萸 6 g	龙胆草 3 g	当归 10 g	桃仁 10 g
莪术 10 g	炙鸡内金 10 g	苡仁 30 g	生熟地各 15 g
石斛 10 g	陈皮 10 g	制半夏 10 g	谷麦芽各 30 g
六一散 15 g			

14 剂。另服用扶正胶囊，云芝胞内糖肽。

三诊：诸症有减，唯饭后作胀，舌淡，苔薄白，脉细。续以调补气血，健脾助运，补益肝肾，活血祛瘀。

党参 10 g	炙黄芪 20 g	猪茯苓各 10 g	苍白术各 10 g
白扁豆 20 g	吴茱萸 6 g	龙胆草 3 g	当归 10 g
桃仁 10 g	莪术 10 g	苡仁 30 g	生地 15 g
水蛭 6 g	山萸肉 10 g	巴戟天 10 g	炙甘草 6 g

14 剂。后患者胃脘疼痛缓解，胃纳增加，大便通畅日解，舌淡，苔薄白，脉细，续进前方，巩固疗效。

按：胃癌邪实是其客观因素，而脾虚则贯穿疾病的始终。《医宗必读·积聚》指出："积之成也，正气不足，而后邪气踞之。"而脾胃为后天之本，脾胃功能失调，正气生成不足，机体抗邪能力下降，造成疾病的发生；再则脾失健运，津液不能输布，痰浊凝聚，形成邪毒；在疾病发展过程中两者又互为因果，造成疾病恶化。健脾益气和胃，能提高脾胃运化功能，使气血生化有源，则机体抗病能力增强，这与中医“有胃气则生，无胃气则死”的道理一致。任光荣认为：该患者首次就诊时，脾胃功能已虚，湿浊之邪中阻，治当扶正以祛邪。二诊时，虽邪气已去，但脾胃功能尚未恢复，且脾病及肾，久病入络，治当调补气血，健脾助运，补益肝肾，活血祛瘀。患者正气恢复，症状缓解，带瘤生存。

2. 胃脘痛（浅表性胃炎伴胆汁反流）

陈某某，女，48 岁，2013 年 1 月 14 日初诊。上腹痛 1 月余。患者中上腹疼痛明显，时有恶心、胃脘部烧灼感，口苦，自服铝碳酸镁后症状改善不明显，夜寐不安，二便尚调，舌红，苔淡黄腻，脉细弦。辅助检查：胃镜示浅表性胃炎伴胆汁反流。中医辨病为胃脘痛，辨证为湿热中阻、胃气上逆，治以清气化湿、降气和胃。

苏梗 10 g	旋覆花 10 g	降香 6 g	法半夏 10 g
竹茹 10 g	黄连 3 g	吴茱萸 2 g	威灵仙 10 g
刀豆子 10 g	生苡仁 30 g	厚朴 10 g	浙贝母 10 g
珍珠母 10 g	瓦楞子 30 g	炒白术 10 g	砂蔻仁各 3 g
生甘草 6 g			

7 剂。

二诊：药后患者诸症减，治法同前，原方去黄连，余不变，14 剂。

三诊：患者诸症缓解，续前方以巩固疗效。

按：胆汁反流性胃炎如出现上腹痛为主症状，中医属胃脘痛范畴，其主要病因为饮食不节，损伤脾胃，滋生湿热，使肝失疏泄，胆汁排泄不畅，上逆于胃而成本病。《灵枢》对本病的阐述为“邪在胆，逆在胃，胆液泄则口苦，胃气逆则呕苦”。本病病位主要在胆胃两腑，与肝脾相关，胆汁疏泄失常，上逆犯胃，而见恶心、口苦、烧心，脾失健运，复感湿热，可见湿热中阻，反应在症状上可见口苦，舌红，苔黄腻，脉弦。治疗以通降清化为原则，胃以降为顺，以通为用，胆汁、胆火亦以沉降为顺，因此以通降肝胆、和胃降逆贯穿始终，本案以苏梗、旋覆花、降香、法半夏、竹茹、刀豆子、黄连、厚朴、吴茱萸等胆胃同治，清胆和胃，理气通降，使胆热随胃气下泄。予浙贝母、珍珠母、瓦楞子中和胃酸，而珍珠母又可镇静安神，治疗夜寐不安，以白术、砂蔻仁、苡仁健脾化湿，威灵仙祛风除湿，通络止痛，生甘草解毒，调和诸药，从而取得了良好的治疗效果。

3. 腹痛（急性胰腺炎）

黄某某，女，24 岁，2008 年 9 月 20 日初诊。上腹痛 2 天。患者因产后哺乳期，平时进食较油腻，2 天前出现上腹部疼痛，伴有呕吐，大便闭塞不通，矢气减少，舌质红，苔黄腻，脉数。中医辨病为腹痛病，辨证为湿热壅滞证，予以大柴胡汤理气通腑。

柴胡 10 g	黄芩 10 g	半夏 10 g	枳实 10 g
白芍 10 g	生军 10 g	芒硝 10 g	炙甘草 6 g

浓煎 1 剂，口服。

二诊：患者服药后出现呕吐，腹痛不缓解，大便不通，腹部可见瘀斑，舌绛，苔黄，脉数涩。考虑湿热之邪阻滞气机，导致血行不畅，郁而化热，瘀血内生，腑气不通，治拟理气通腑，凉血解毒，方选桃仁承气汤加减。

桃仁 10 g	大黄 10 g	当归 10 g	赤芍 10 g
芒硝 10 g	丹皮 10 g	厚朴 10 g	枳实 10 g

2 剂，浓煎 100 mL，予从胃管内滴注。

三诊：服药后大便通，腹痛减轻，热退，舌红，苔黄，脉数。予以中药清利湿热，理气通腑，方用小承气汤加减。

大黄 10 g	枳实 10 g	厚朴 10 g	黄芩 10 g
陈皮 10 g	炙甘草 6 g		

3 剂，浓煎 100 mL，胃管滴注。后患者腹痛缓解，大便通畅，诸症缓解，续进前方，巩固疗效。

按：急性胰腺炎属于中医学腹痛、胃脘痛、胁痛、结胸、脾心痛、胃心痛等范畴，病位在肝、胆、脾、胃，多因饮食不节，过食肥甘厚味，损伤脾胃，或外感六淫之邪，情志失畅，导致邪阻气滞，肝胆不利，湿郁热结，蕴于中焦，或为胃肠蕴热之证，或为肝胆湿热之证。本例患者，过食肥甘厚味，致使湿浊内生，郁而化热，瘀血内生，壅滞胃肠，因此首诊患者服用后出现呕吐拒药，任光荣与时俱进，中西并用，改变服用方法，采用胃管滴注中药，患者未再出现服药后呕吐，而取得良好的治疗效果。

4. 痞满（糖尿病胃轻瘫）

陆某某，女，68 岁，2010 年 4 月 17 日初诊。发现血糖升高 15 年，上腹部饱胀不适半年。患者近半年来常出现胃脘胀满，食后尤甚，伴胸痞不适，每于情绪不畅时加重，嗳气，大便不畅，矢气则舒，反复服用多潘立酮、莫沙比利等西药，症状时轻时重，苔薄白腻，脉弱。辅助检查：腹部 B 超未见明显异常，^{13}C 呼气试验阴性。既往史：有“高血压病”病史 7 年。中医辨病为痞满，辨证为脾胃虚弱，治以理气疏肝，和胃助运。

木香 10 g	槟榔 10 g	莪术 15 g	砂仁 3 g

柴胡 10 g　　川芎 10 g　　香附 10 g　　枳壳 15 g
川朴 15 g　　当归 10 g

5 剂。

二诊：药后诸症明显缓解，大便日行，但排出欠畅。再以前方 7 剂，加九香虫 6 g 加大通气之力。

三诊：食后胃部稍胀，大便日行，精神好转，口干。加麦冬 10 g、生地 15 g，10 剂。此后多次续方，胃纳、二便得调。

按：糖尿病迁延日久，气阴耗伤，脾胃失养，纳运无权，升降失常，又因七情不畅，肝气疏泄不利，横逆犯胃，受纳运化失常所致，以脾胃虚弱、运化无力为本，气滞食积、胃失和降为标，为虚实夹杂之证，病久必瘀。该患者久病情志不畅，年过六旬肝肾阴亏、肝阳偏亢，疏泄失常、气机逆乱、肝木逆乘脾土出现上述症状。任光荣自创胃动方，药用木香、香附、枳壳、砂仁、川朴行气和胃，莪术破气活血，当归、川芎理血化瘀，柴胡疏肝解郁，槟榔下气行水，共奏和胃助运之效。现代医学认为糖尿病胃轻瘫的病理机制与自主神经病变、高血脂、血清胃肠激素异常、微血管病变、胃肠壁内神经病变、胃电节律紊乱及代谢紊乱有关。通过理气活血化湿的方法，推动胃肠蠕动，改变胃微血管的血液运行，促进胃肠激素分泌，恢复节律。

5. 泄泻（肠易激综合征）

余某某，男，31 岁，2009 年 1 月 12 日初诊。腹痛、腹泻反复发作 3 年。患者近 3 年来反复出现脐周腹痛、痛后即泻，水样便，色黄，泻后腹痛缓解，无黏液血便，无发热，伴有胸胁胀痛，失眠，畏寒，工作紧张时症状加重，服用复方乳酸菌胶囊后症状无明显缓解，舌淡，苔薄腻，质胖边有齿痕，脉濡。辅助检查：肠镜示全结肠及直肠未见异常，钡剂灌肠未见异常。中医辨病为泄泻，辨证为肝失疏泄、脾胃虚弱，治以抑肝扶脾、理气涩肠，方选痛泻要方合左金丸加减。

白芍 10 g　　陈皮 10 g　　防风 10 g　　吴茱萸 3 g
黄连 3 g　　石榴皮 10 g　　金樱子 10 g　　炮姜炭 5 g

7 剂。

二诊：服药后大便转溏，日解 1～2 次，解时便爽，腹痛缓解，但仍时有胸胁胀痛，夜寐多梦，舌淡，苔薄腻，质胖边有齿痕，脉濡。治以益气升提，疏肝健脾，方选痛泻要方合理中丸加减。

黄芪 20 g　　党参 10 g　　白术 10 g　　赤芍 10 g

白芍 10 g　　防风 10 g　　陈皮 10 g　　石榴皮 10 g
炮姜炭 5 g　　山药 10 g　　炙甘草 6 g

7 剂。

三诊：患者大便成形，日行 1 次，无肠鸣腹泻，诸症缓解，续进前方，巩固疗效，14 剂。

按：泄泻即大便次数增多，便溏或完谷不化，甚者泻出如水样。其总病机是脾虚湿盛。脾属土，肝属木，木克土。土虚则肝木来乘，而成脾虚肝旺之证。任光荣认为：本例患者泄泻反复 3 年，脾虚无疑。脾主升清，喜燥恶湿，治当健脾升清。木克土，土虚则木强，因此治当抑肝理气。首诊后，患者虽症减，但未撤，究其原因在于，脾虚湿困，脾阳被遏，肝强脾弱，则脾不升清，治当振奋脾阳，故调整药物后症状缓解。

6. 久痢（溃疡性结肠炎）

吴某某，女，36 岁，2008 年 10 月 20 日。黏液血便 2 年伴有左下腹痛。患者近 2 年来持续左下腹隐痛，大便溏薄，每日 3~5 次，排便不畅，夹有赤白黏液，白多赤少，肠鸣辘辘，面黄肌瘦，倦怠乏力，胃纳不馨，曾服用柳氮磺胺吡啶、谷参肠安及复方乳酸菌胶囊，服药时症状缓解，停药后症状又作，舌质淡，苔薄黄腻，脉细弱。辅助检查：肠镜示直肠、乙状结肠溃疡性结肠炎，病理示直肠黏膜慢性炎症。中医辨病为久痢，辨证为脾胃虚弱、湿热内蕴，治以健脾助运、清热化湿，方选参苓白术散加减。

生黄芪 30 g　　党参 15 g　　白术 10 g　　茯苓 10 g
白扁豆 20 g　　川连 6 g　　广木香 10 g　　山药 15 g
防风炭 10 g　　生苡仁 30 g　　大白芍 10 g　　桔梗 6 g
槟榔 10 g　　炙甘草 5 g

14 剂。同时使用灌肠，灌肠方：

白头翁 30 g　　黄柏 20 g　　地榆 20 g　　三七粉 9 g（冲）
五倍子 20 g

煎液 100 mL，保留灌肠，每日 1 次，14 剂。

二诊：患者腹痛腹泻缓解，大便每日 1~2 次，成形，无黏液，肠鸣消失，倦怠乏力感减轻，舌质淡，苔薄白，脉细。加生黄芪 30g，30 剂。停灌肠治疗。

三诊：患者面色红润，无腹痛，大便成形，体力充沛。为服药方便，以上方十倍量共研细末，炼蜜为丸，每丸重 9 g，每服 1 丸，每日 3 次，随访 1 年，病情稳定。

按：脾胃居中焦，禀纳谷、腐熟、输布、运化之功能，并具升清降浊之职。无论是外感湿热毒邪，或是嗜食肥甘，化生湿热，或是过食生冷，湿浊内蕴，郁而化热，还是劳倦太过，情志失调，皆可导致脾胃受损，脾失健运，气滞湿阻，气血壅滞，脂膜血络受损，肉腐血败，内溃成疡，化为脓血，大肠传导失司，混杂而下，导致本病。正如张景岳曰："脾胃虚之辈，但犯生冷，极易作痢。"所以任光荣在临床上强调应以健脾之法贯穿整个治疗的始终。此外，任光荣认为，溃疡性结肠炎的发病与肺密切相关。首先，肺与大肠相表里，在生理上两者经络相属相关，在病理上肺气的宣发肃降失常，影响大肠的传导功能；其次，脾为肺之母，母病日久必损子脏，此即母病及子，反之亦然；肺与大肠两脏也可相互影响，故治疗上应重视肺与大肠的关系。

7. 便秘（习惯性便秘）

李某某，男，80 岁，2011 年 3 月 16 日初诊。大便干结难解 20 余年。患者长期患习惯性便秘，自服果导片、番泻叶方解，否则旬日不行，伴胸脘痞闷，形瘦纳减，晨起口苦，夜寐不安，舌淡，苔黄腻，脉弦有力。辅助检查：肠镜未见异常，钡剂灌肠未见异常。中医辨病为便秘，辨证为脾肾气虚、中焦湿热，治以清热化湿通降，方选平胃散加减。

太子参 15 g	炒苍术 10 g	川朴 10 g	炒枳壳 10 g
黄芩 10 g	决明子 30 g	莱菔子 15 g	紫菀 10 g
百合 20 g	夜交藤 30 g		

7 剂。

二诊：药后纳谷有增，大便仍干结难解，晨起口苦、胸痞不显，上腹稍胀，夜梦较多，黄腻苔已渐化，脉弦有力。胃肠湿热初化，通降未复，治宗原法，兼加润肠通便之品。

太子参 15 g	生白术 15 g	升麻 5 g	紫菀 15 g
决明子 30 g	莱菔子 15 g	制军 10 g	百合 30 g
肉苁蓉 15 g	郁李仁 15 g	桃仁 15 g	杏仁 10 g
夜交藤 30 g			

7 剂。

三诊：服上方后大便已通畅，日行 1 次，唯胃纳欠香，苔薄黄，脉小滑。湿热未尽，胃失通降。原方合消导醒胃之品继进。

太子参 15 g	生白术 15 g	炙升麻 5 g	枸杞子 10 g
紫菀 15 g	决明子 30 g	莱菔子 15 g	制军 10 g

法半夏 10 g	炙鸡内金 10 g	炒谷麦芽各 12 g

7 剂。

四诊：药后胃纳转香，大便通畅，每日一行，夜寐仍差，苔薄黄，脉弦缓。治从原法，兼以安神。上方去紫菀、法半夏，加百合 30 g、珍珠母 15 g（先煎）、龙齿 15 g（先煎），14 剂。

按：患者年事已高，且多病缠身（失眠 30 年，高血压病 20 余年），症情较为复杂。既有胃肠湿热的标实一面，又有肾虚脾胃不足的本虚一面，但从脉证可知，患者标实为急，治当清化为主。然患者无腹痛拒按，舌无芒刺，苔虽黄不焦，故未至承气汤之急下存阴证，只宜清化通腑，兼以扶正。方中太子参、生白术健脾益气；枸杞子、肉苁蓉补肾通便；莱菔子、鸡内金消食化滞；肺与大肠相表里，配紫菀、杏仁宣肺下行，大肠复其传导；升麻升清降浊；夜交藤、百合养血安神。现代研究表明，白术、百合均有促进胃肠分泌、增强蠕动的功能。高年之病，医者多喜补而忌泻。《寿世青编》云："其老弱者汗之则阳气泄，吐之则胃气逆，下之则元气脱，立致不可救。"此言其常而未知其变。任光荣认为，随着生活条件的改善，老人实证者也不少见，关键还在于辨证，而不必泥于成见。有邪当急逐其邪。

8. 梅核气（慢性咽炎）

田某某，女，55 岁，2011 年 4 月 8 日初诊。咽部不适如鲠在喉反复发作 12 年。患者因有慢性咽炎病史，时觉咽部不适，如鲠在喉，吞之不下，吐之不出，干咳咽痒，胸部闷塞，胁肋胀满，舌红，苔薄黄腻，脉弦滑。中医辨病为梅核气，辨证为痰气郁结，治以化痰散结，方选半夏厚朴汤加减。

制半夏 10 g	川朴 10 g	紫苏 10 g	茯苓 10 g
干姜 5 g	香附 10 g	佛手 10 g	苏梗 10 g
黄芩 10 g	竹茹 10 g	黄连 3 g	

7 剂。

二诊：用药后患者胸胁胀满好转，但咽部仍时有梗塞感，舌红，边有紫气，苔白腻，脉细涩。考虑患者病变日久而有瘀血征象，予加用活血化瘀之品。

制半夏 10 g	川朴 10 g	紫苏 10 g	茯苓 10 g
干姜 5 g	香附 10 g	郁金 10 g	丹参 10 g
降香 10 g			

7 剂，并嘱患者保持心情舒畅。

三诊：患者咽部梗塞感好转，无胸胁胀满，诸症缓解，继进前方，巩固疗效。

按：对于梅核气一病，汉代张仲景的《金匮要略方论》论述："妇人咽中如有炙脔，半夏厚朴汤主之。"唐代孙思邈的《千金方》描述："胸满心下坚，咽中贴贴如有炙脔，吐之不出，咽之不下。"至明代孙一奎的《赤水玄珠》首次提出"梅核气"这一病名。《古今医鉴》曰："梅核气者，塞碍于咽喉之间，咯之不出，咽之不下，核之状者是也。"中医责之于脾虚肝郁，痰凝气滞，故治以健脾疏肝为主。患者病久痰、热、瘀互结，因此首诊时予以行气开郁、降气化痰治疗，患者咽部梗塞感不缓解，加用活血药后主症缓解。此外，梅核气属于郁证范畴，在治疗过程中，心理疗法也很重要，因此任光荣重视情志致病，倡导人文关怀，反复叮嘱患者保持心情舒畅。

五、任光荣主要论著

［1］任光荣. 坚持科技进步促进示范中医院建设［J］. 中医药管理杂志，1997，7（2）：21-23.

［2］任光荣，江国荣，华润龄. 健忆口服液对老年人学习、记忆作用的临床和实验研究［C］//中国科学技术协会，浙江省人民政府. 面向 21 世纪的科技进步与社会经济发展（下册）. 杭州：中国科学技术协会学会学术部，1999：285-286.

［3］任光荣，朱牧，华润龄. 柔肝合剂治疗肝纤维化的临床与实验研究［C］//中国中西医结合学会消化系统疾病专业委员会. 中国中西医结合学会第十二次全国消化系统疾病学术研讨会论文汇编. 昆明：中国中西医结合学会，2000：268-269.

［4］任光荣. 中晚期恶性肿瘤中医治疗之探讨［J］. 江苏中医，2001，22（5）：4-5.

［5］任光荣，李涌健. 益气养阴法防治消化系恶性肿瘤术后转移的临床疗效分析［C］//中国中西医结合学会消化系统疾病专业委员会. 中国中西医结合学会第十三次全国消化系统疾病学术研讨会论文汇编. 贵阳：中国中西医结合学会，2001：117-119.

［6］任光荣. 三白散治疗肠道易激综合征的观察［C］//中国中西医结合学会消化系统疾病专业委员会. 中国中西医结合学会第十四次全国消化系统疾病学术研讨会论文汇编. 杭州：中国中西医结合学会，2002：235.

［7］任光荣，李涌健，王明武. 重视中晚期消化道恶性肿瘤的中西医结

合治疗［C］//中国中西医结合学会. 第二次世界中西医结合大会论文摘要集. 北京：中国中西医结合学会，2002：491.

［8］任光荣，李涌健. 重视中晚期消化系恶性肿瘤的中西医结合治疗［C］//中国中西医结合学会消化系统疾病专业委员会. 中国中西医结合学会第十六次全国消化系统疾病学术研讨会论文汇编. 大连：中国中西医结合学会，2004：184-186.

［9］任光荣，李涌健. 益气养阴法防治消化系恶性肿瘤术后转移的临床疗效分析［C］//中国中西医结合学会消化疾病专业委员会. 第二十次全国中西医结合消化系统疾病学术会议暨消化疾病诊治进展学习班论文汇编. 上海：中国中西医结合学会，2008：302-304.

［10］任光荣，江国荣，王纯庠，等. 胃动方对胃肠动力障碍大鼠十二指肠 5-HT3RmRNA 表达的影响［C］//中国中西医结合学会消化系统疾病专业委员会，广西壮族自治区中西医结合学会. 第二十一届全国中西医结合消化系统疾病学术会议暨国家级中西医结合消化系统疾病新进展学习班论文汇编. 南宁：中国中西医结合学会，2009：176-180.

［11］任光荣. 功能性胃肠病中西医结合诊治进展［C］//中国中西医结合学会消化系统疾病专业委员会. 第二十二届全国中西医结合消化系统疾病学术会议暨消化疾病诊治进展学习班论文汇编. 苏州：中国中西医结合学会，2010：106-111.

［12］龚正亮，任光荣，孔祥亭. 复方虎杖止血粉治疗上消化道出血 80 例［J］. 南京中医学院学报，1987（4）：27-28.

［13］葛惠男，任光荣. 慢性胃病中医实验研究进展［J］. 江苏中医，1992（1）：40-42.

［14］朱牧，任光荣. 老鹳草口服液治疗慢性乙型肝炎的临床研究［J］. 苏州医学院学报，1995，15（6）：1122.

［15］华润龄，任光荣，王明武，等. 益气活血液抗衰老作用的临床研究［J］. 南京中医药大学学报，1996，12（5）：17-19+64.

［16］王建义，江国荣，任光荣. 健忆液对老年大鼠神经、内分泌及血液流变性的影响［J］. 中国血液流变学杂志，2000，10（4）：192-195.

［17］朱牧，任光荣. 柔肝合剂与鳖甲煎丸抗肝纤维化疗效比较［J］. 南京中医药大学学报，2003，19（6）：334-335.

［18］严炜，任光荣. 胃癌癌前病变防治研究进展［C］//中国中西医结合学会消化专业委员会. 中国中西医结合第十九次全国消化病学术会议暨

国家级中西医结合消化疾病新进展学习班论文汇编. 石家庄：中国中西医结合学会，2007：403-407.

［19］章一凡，朱雄雄，任光荣. 疏肝活络汤对非酒精性脂肪肝大鼠肝脏脂质过氧化的影响［C］//中国中西医结合学会消化系统疾病专业委员会. 第二十二届全国中西医结合消化系统疾病学术会议暨消化疾病诊治进展学习班论文汇编. 苏州：中国中西医结合学会，2010：355-358.

六、参考文献

［1］顾一平. 扬州名医录［M］. 扬州：江苏广陵古籍刻印社，1998.

［2］王馨然. 一代名医，一代名师［C］//任继然先生诞辰100周年纪念活动组委会. 任继然先生学术思想研讨论文集. 扬州：扬州市中医学会，1995：8-21.

［3］明志祥，许健华，张若怡. 加味清胰汤治疗急性胰腺炎的临床疗效分析［J］. 中国中西医结合消化杂志，2021，29（4）：284-287.

［4］章一凡. 任光荣抑激散防治腹泻型肠易激综合征的研究［J］. 现代中西医结合杂志，2013，22（16）：1717-1719+1725.

［5］戴尔珣，戴金梁. "时方派" 任氏 "然" 字门治疗上消化道出血经验采撷［J］. 江苏中医药，2012，44（12）：71-72.

［6］朱惠萍. 任光荣治疗急性胰腺炎的临床经验［J］. 江苏中医药，2013，45（9）：29-30.

［7］俞嵩. 任光荣治疗溃疡性结肠炎1例［J］. 河南中医，2013，33（11）：2031-2032.

［8］孙宏文. 任光荣教授诊治慢性胃炎的临证经验［J］. 四川中医，2013，31（10）：8-9.

［9］孙宏文. 任光荣教授运用益气燥湿健脾法治疗消化性溃疡探析［J］. 中国中医药现代远程教育，2013，11（11）：77-78.

［10］陈超. 任光荣治疗原发性肝癌用益气养阴之内涵与外延［J］. 世界中西医结合杂志，2015，10（2）：158-160.

［11］陈超. 任光荣内服膏方特色赏析［J］. 环球中医药，2015，8（1）：72-74.

［12］江国荣，张露蓉，严炜，等. 保肝汤对酒精性脂肪肝预防和治疗作用的实验研究［J］. 安徽医药，2010，14（1）：22-25.

［13］孙宏文，任光荣. 培土泄木法治疗腹泻型肠易激综合征的临床观察［C］//中国中西医结合学会消化系统疾病专业委员会. 第二十二届全国

中西医结合消化系统疾病学术会议暨消化疾病诊治进展学习班论文汇编. 苏州：中国中西医结合学会，2010：476-478.

[14] 章一凡，任光荣. 任光荣治疗溃疡性结肠炎经验 [J]. 中国现代医生，2010，48（7）：43+66.

[15] 孙宏文. 任光荣论治中晚期恶性肿瘤探讨 [J]. 陕西中医，2010，31（6）：716-718.

[16] 孙宏文. 任光荣益气养阴活血法对胃肠癌术后化疗患者生活质量影响的研究 [J]. 现代中西医结合杂志，2012，21（33）：3667-3670.

[17] 孙宏文. 任光荣教授诊治慢性胃炎的临证经验 [J]. 四川中医，2013，31（10）：8-9.

[18] 朱惠萍，任光荣. 任光荣论治腹泻型肠易激综合征经验撷菁 [J]. 陕西中医，2013，34（12）：1670-1671.

任氏中医三代临床经验总结

任氏中医内科术，是以中医方法治疗内科疾病的传统医术，包含多个经验方剂，以诊脉准、投药狠、疗效速而见长，尤以治疗暑温、调理脾胃和内分泌代谢为长，对一些危重病如流行性出血热、乙型脑炎、脑溢血、重症肝炎、伤寒等疾病均有丰富的临床经验。尤其对温热病的治疗独具特色，从热、痰、虚象辨治，收效颇捷。任氏中医内科术的相关治法经口笔相传，流传于全国各地，被广泛学习应用，有较大的医学实用价值，古今受益者众多。在治疗脾胃方面，任氏中医提出在明确脾胃的生理、病理特点前提下，灵活调节升与降，辨别寒与热，掌握虚与实，注重润与燥之间的辩证关系，从而使脾胃调和，中州得健。对内科杂症的治疗，主张多从脏腑辨证入手。任氏中医以家传师授为主，学术思想活跃，以祖传医术、秘方济民，依靠中医药理论、方法和方药，并无特殊器具。其经验为手抄和口传相承，一代代传人注重医案的记录整理，留下大量珍贵文献资料。任氏中医遗留下大量处方、方剂，并形成多个经验方剂，如调理脾胃的“理气宽中汤”、治疗支气管扩张咯血的“泻白化血汤”、治疗溃疡病的“黄芪建中汤”、治疗痛风的“化浊祛瘀痛风方”、治疗恶性肿瘤的“益气养阴抗癌方”、治疗失眠的“高枕无忧丹”、治疗虚损的“延寿丹”等。尽管年代久远，目前反映任氏内科十一代前中医学术成果的作品仍有200余篇，手抄方5 000余例。近年来借助全国名老中医继承班的传承方式和带教研究生等形式师承，传授之人不局限于任氏后人。其学术思想以医术形式保留下来，经过后世不断总结、丰富，形成多个经验方剂，具有无形性、复杂性和知识密集性的特点，任氏中医内科术由其后世子孙总结整理，形成多部医著。任氏中医丰富的医学经验集中反映在《任继然临床经验录》《任达然老中医临床经验录》《任光荣医论与临床经验集》等医著中，这些书籍至今仍为同道案头常备。现将任氏三代临床经验概括如下。

一、肺系疾病

任继然对肺系疾病的治疗

1. 流行性感冒

流行性感冒的症状及分类：流行性感冒的症状，初期多突然寒热，有汗或无汗，头痛身痛，鼻塞、咳嗽、流涕，食欲减退为其主要特征。正如清代的沈金鳌对感冒证治说过：“风邪袭人，不论何处感受，必内归于肺，其症或头痛身热，轻则否，鼻必塞，兼流清涕，必恶风恶寒，或声重，或声哑，甚者痰壅气喘，合口不开，咳嗽咽干，自汗脉浮而缓，此外感也”。由于风邪引起的病变不同，出现的证候类型也不一样，大致可分为以下几种。

（1）单纯型：突然寒热，有汗或无汗，头痛、鼻塞、流涕、打喷嚏，纳食不香，周身酸痛，舌苔白滑，脉浮。

（2）呼吸型：可分风热证与风寒证。

风热证：微恶风，发热，有汗，头昏，疲倦，咳嗽，痰黄，头痛，咽痛，咽红，鼻塞流黄涕，或有鼻衄，目赤、口干喜饮，舌苔淡黄，脉浮数。

风寒证：恶寒，发热，无汗，头痛，身痛，咳嗽，声哑稀痰，鼻塞流清涕，不喜饮，舌苔腻白，脉浮紧。

（3）消化型：由于"胃脉上连于肺"，风邪亦可由上焦肺传入中焦胃而发生恶寒发热，胸痞懊恼，不思饮食，呕恶，便秘或泄泻，尿黄，舌苔黄厚，脉浮滑。

以上三种不同证候类型，虽然如此划分，但在临床上常常混合地出现，所以在辨证论治的时候，应分别其轻重主次的不同而施治。

（4）变证：流行性感冒，往往忽视治疗而变生他病，这是值得一提的。正如清代医家徐灵胎说过："凡人偶得风寒，头痛，发热，咳嗽，涕出，俗语谓之伤风，非《伤寒论》中所云之伤风，乃时行杂感也。人皆忽之，不知此乃至难治之疾，生死之所关也。盖伤风之疾，由皮毛以入肺，肺为娇脏，寒热皆所不宜，太寒则邪气凝而不出，太热则火烁金而动血，太润则生痰，太燥则耗津，太泄则汗出而阳虚，太涩则气闭而邪结，并有视为微疾，不避风寒，不慎饮食，经年累月，病机日深，或成血症，或成肺痈，或成哮喘，或成怯弱（痨病），比比皆然，误治之害，不可胜数。谚云，伤风不醒变成劳，至言也"（《医学源流论》）。说明对流行性感冒治疗不当，护理不严，会发生不良的后果。

任继然对流行性感冒的治疗，其效颇佳，可谓"一剂知，二剂已"，主要使用四种方法。

解表法：适用于单纯型的证候。处方以薄荷一钱五分，紫苏三钱，荆芥穗三钱，防风三钱，香白芷二钱，杏仁三钱，香豉三钱，葱头一根。

宣肺化痰法：适用于呼吸型之风寒证候。处方以前胡二钱，杏仁三钱，紫苏叶子各三钱，荆芥穗一钱五分，防风一钱五分，枳壳二钱，桔梗一钱五分，法半夏三钱，陈皮一钱五分，旋覆花一钱五分（布包）。

清肺化痰法：适用于呼吸型之风热证候。处方以薄荷二钱五分，研牛子三钱，杏仁三钱，桔梗二钱，霜桑叶三钱，象贝母三钱，橘皮络各一钱五分，法半夏二钱，茯苓三钱，甘草四分，炒枇杷叶三钱。热盛加知母二钱，黄芩一钱五分。

解表和中法：适用于消化型的证候。处方以藿香三钱，葛根三钱，荆芥二钱，防风二钱，紫苏梗三钱，法半夏二钱，陈皮二钱，枳壳二钱，六和曲三钱，山楂三钱，生姜二片。

以上数方均作煎服。

这几个处方是久经临床使用有效的方剂，但在流行性感冒治疗期间，注意适当休息，避免感受风寒，慎重饮食，少吃滋腻厚味，仍然是必要的。

2. 湿温

中医所说之湿温与现代医学所称之伤寒，其症状及体征基本相同。

治法：主要以宣中、清气、凉营3个原则，随证加减。如：达表——以藿香正气散等方加减；化湿——以三仁汤等方加减；化浊——以宣清导浊汤方加减；清气化湿——以甘露消毒丹等方加减；泄热——以白虎汤等方加减；凉营开窍——以清营汤、牛黄清心丸、安宫牛黄丸等方加减。

任继然对该病进行治疗的时候，首先根据病情的属性，偏于湿重或偏于热重，然后再根据年龄少长，体质强弱的不同，正确掌握和运用辨证论治的法则，随病机的转变而进行治疗。如：初期大体用宣中达表法，宣里化浊法；中期大体用清宣并举或清气化邪法；后期大体用清营凉血……调理善后用五味异功散等临证化裁。

二、脾胃系疾病

（一）任继然对脾胃系疾病的认识与治疗

1. 病因病机

胃：胃为水谷之海，是给予其他脏腑供给养料的仓库，主容纳外来的食物，有腐熟水谷的重要职能，它将食物腐熟以后，食物中精微养料部分被吸收，再进一步下移给小肠泌清别浊，所以说“胃气主降”。若是由于某种原因致其功能失职，当降而不降，必然中脘痞闷而发生呕吐。

脾：脾为后天之本，与胃有表里配偶之关系，同样是其他脏器的营养源泉，能助胃以消磨水谷，并能协助胃通过经脉的道路，将食物中精微养料输布至肺而通调全身，谓之“脾气散精，上归于肺”。所以说“脾气主升”。若是由于某种原因使其功能失职，当升而不升，必然引起津液潴留，水湿停聚而渗入大肠发生泄泻。

小肠：小肠能接受胃所下移的水谷进行一次“泌清别浊”的工作，精华归于五脏贮藏，糟粕归于六腑去排泄，并使糟粕中的水分归于膀胱成为尿，渣滓归于大肠成为粪，以完成它化物的使命。若是由于某种原因使其功能失职，引起清浊不分，水液渗入大肠则为泄泻。

大肠：大肠主传导，它的主要任务是将食物的残渣定时排出体外。若是某种原因使其功能失职，当然不是泄泻就是便秘了。

2. 治疗

关键是怎样祛除病邪，恢复消化之功能。在治疗中，应以呕吐与泄泻作为主要的治疗对象。中医对上述证候，离不开“温中散寒”“清热泻火”“利小便”“消导和中”等几个治疗大法。任继然以两张处方，随证施治，多有奇效。

处方一：藿梗三钱，吴萸八分，川连四分，炒川朴八分，法半夏三钱，陈皮二钱，茯苓三钱，水煎服。适应于呕吐胸痞不思饮食。寒甚者加良姜二钱，去川连；热甚者加黄芩一钱五分；湿食所伤者，加苍术二钱，砂仁八分（后下），六和曲三钱。

处方二：葛根三钱，防风一钱五分，陈皮二钱，白芍三钱，藿梗三钱，广木香八分，砂仁八分（后下），白术三钱，水煎服。适应于泄泻腹痛不思饮食。寒甚者可加干姜二钱，草豆蔻一钱；热甚者加黄芩一钱五分，黄连四分；湿重者加六一散三钱（布包），赤猪苓各三钱，泽泻一钱五分；食伤者加枳壳二钱，六和曲三钱，山楂三钱。

（二）任达然对脾胃系疾病的治疗

1. 呕吐病例

刘某某，女，31岁。1979年12月28日就诊。素有胃病宿疾，近因天气骤冷，周身怯寒，继则中脘闷胀，胃中漉漉有声，泛泛作恶，呕吐出大量清水、痰涎，口淡，手足欠温，苔薄白，脉细滑。证属中阳不振，痰饮内停，胃失和降。治予温中化饮，降逆和胃。

处方：茯苓15 g，桂枝、炒白术各10 g，干姜3 g，半夏10 g，沉香1.5 g，吴萸3 g，橘皮10 g，炙甘草5 g。2剂。

药后呕吐得止，脘闷亦解。胃气上逆虽平，但中州之宿疾一时难以奏效，故嘱以附子理中丸缓图之。

按：呕吐偏于正虚者，亦应健脾和胃，益气养阴，扶正祛邪；若虚实夹杂者，当标本兼顾。本例为中阳不足之体，加以感受外寒，痰饮内停，胃失和降，呕吐大量清水痰涎，任达然以苓桂术甘汤为主方进行治疗。

2. 呃逆（中风续发）

经验方“镇肝降逆汤”：代赭石15~20 g（先煎），明天麻、茯苓、橘皮、竹茹、柿蒂、川郁金、炒枳实各10 g，沉香粉2 g（分冲）。每日1剂，分煎2次，口服或鼻饲。症情较重者，每日2剂，每6小时1次。

随证加减：若出血性中风续发呃逆并有手足拘挛，可加羚羊角粉5 g（冲服），钩藤10 g（后下），石决明15~30 g（先煎），以平肝熄风。如缺血性中风续发呃逆，可加丹参10 g，以活血通络；若病者腹胀便秘，舌苔黄厚，可加生大黄5~10 g，以清热通腑。

临床资料：本组男性18例，女性3例。年龄最小者55岁，最大者81岁；55~60岁7例，61~70岁9例，71岁以上者5例。21例患者以往均有高血压、脑动脉硬化病史。其中出血性中风续发呃逆6例，缺血性中风续发呃逆15例，均为住院患者。

治疗效果：本组21例，经治疗呃逆控制者19例，有效率90.5%，其中服药最少2剂，最多5剂。无效2例，均为出血性中风续发呃逆，且发病后第3天会诊。

（三）任光荣对脾胃系疾病的认识与治疗

1. 临证思想

任光荣临证注重脾胃，用药以调畅气机为要，尤其推崇李东垣之《脾胃论》。

（1）治病求本，务注脾胃

任光荣在治病求本的思想指导下，在临证治病时重视治本的原则，其认为，脾胃乃五脏之根源，后天之本，人身之本源。脾胃一虚，则百症蜂起。所以治病必以脾胃为本。在具体用药中虽百症各异，但也必须顾护脾胃之根本，切不可损伤之。

任光荣重视脾胃，渊源于李东垣。他认为人以脾胃为根本，容纳五谷，化为精微，清者入营，浊者入卫，阴脏阳腑得脾胃的精华而获滋养，进而化作阳气（气机）进行各种生理活动。而阳气的升发、气机的调畅又依赖于脾之枢纽的作用，所以脾胃尤为重要，平时要注意保护好脾胃，调畅好气机。辨证用药时也要注意顾护脾胃，切勿伤之。“有胃气则生，无胃气则死”在治疗中尤为重要。

任光荣认为脾胃乃消化系统的概称，其胃肠、肝胆、胰脾实为人体重要组织器官。近代的研究证实消化系统的某些脏器不仅有“消化”功能，同时还涵盖人体的各大免疫器官，参与免疫功能的调节，对人体影响极大。所以，古人将其称为“后天之本”。任光荣中西融会的观点对我们的启发很大，对我们认识疾病、临证用药都有很大的帮助。在脾胃病的治疗中，任光荣注重保护脾胃为主，如对慢性胃炎、消化性溃疡，其注重提高胃黏膜保护因子的治疗，善用黄芪、太子参、白术健脾和胃，推崇补中益气汤、六君子汤、黄芪建中汤等。同时开展了多项胃黏膜保护因子方面的研究。认为提高胃黏膜保护因子对改善慢性胃病有较好的疗效，对消化性溃疡的抗复发具有明显的疗效优势（优于西药“三联”抗复发治疗），而且通过提高胃黏膜保护因子的治疗，对脾胃（胃肠）功能的恢复具有较好的疗效。“重视脾胃”的观点在指导治疗慢性胃肠病及晚期肿瘤方面都具有重要临床意义。

（2）调养脾胃，调畅气机

在任光荣诊疗的过程中，不乏胃肠功能紊乱的患者，任光荣在“治病求本，重视脾胃”的思想指导下，积极采用调畅脾胃气机的方法，气机畅通，诸病自除。

脾胃所伤而百病乃生，百病之症乃气机失畅为主，气机不畅则诸脏功能受阻，气滞则痰阻，气郁则火生，气滞则血瘀，所以调畅气机在治疗中尤为重要。同时消化系统疾病以功能性胃肠病多见，如功能性消化不良、反流性食管炎、肠易激综合征等都表现为气机不畅的症状，所以调畅气机，疏肝健脾和胃是任光荣常用之法。香砂六君丸、柴胡疏肝散、四逆散、逍遥丸是任光荣常选用的治疗方剂，在具体用药方面常用柴胡、枳实、陈皮、槟榔等。任光荣主持多项中药调整胃肠动力方面的课题，如“胃动方对胃肠动力的影响及其机制的研究”课题获中国中西医结合科技进步三等奖。近几年任光荣开展了中药对胃肠道神经受体及神经递质影响的研究，进一步揭示了中药存在双向调节的作用，阐述了其双向调节的作用机制和调节的物质基础。

任光荣善用调畅气机进行治疗，同时对调畅气机的疗效机制应用现代科技手段进行探讨和研究，揭示了中药理气药的作用机制，对今天开展中医中药疗效机制的研究具有重要意义。

（3）“亢害承制”，注重内环境

任光荣对《黄帝内经》“亢害承制”理论十分赞许，“亢则害，承乃制，制则生化，外列盛衰，害则败乱，生化大病”。认为这是五脏之间的相互牵制，是维持事物动态平衡的必要条件，是保证各脏腑之间的相对平衡。如平衡破坏就会产生一系列的变化，在人体内部，承制作用平衡使生化有序，承制遭到破坏就会产生病理变化。所以在调整人体脏腑功能时尤其要注重其“内环境”的变化。脾胃乃生化之源，气机升降之枢纽，所以在治疗过程中占有重要地位。保证脾胃升降正常，维护其正常内环境是治疗的关键。

所以体现在具体治疗过程中讲究气机调畅，阴阳平衡，而在具体用药中去其“亢”，维护其“承”，维护机体的“内环境”，保持“内环境平衡”，在慢性胃肠疾病的治疗过程中注重维护调整其生理的“内环境”，如消化性溃疡，任光荣坚决反对长期使用抑酸剂，而注重保护胃黏膜形态功能的完整，恢复胃正常的“内环境”，由于攻击因子增加、防护因子下降而致病，所以通过提高胃黏膜保护因子而达到新的“平衡”。临床试验也证实，提高胃黏膜防护因子的综合治疗，其疗效优于单纯降低攻击因子。任光荣关于内环境的论述发展了《黄帝内经》的“亢害承制”理论。

总之，任光荣注重脾胃为本的观点，脾为后天之本，治疗中注重调节气机达到维护其“内环境”的目的，临证时推崇《黄帝内经》“亢害承制”的观点，辨证论治，抓住疾病的本质，去其“亢害”，复其“承制”，临床上常能收获显著疗效，深得病家信赖。

2. 中医治法

通腑攻下法（大黄为主）：对胃肠道可增强收缩和蠕动功能，用于肠道梗阻性疾病，特别是功能性肠梗阻，体现“六腑以通为用”的原则。

健脾益气法：用于脾胃虚弱，此类药对胃肠平滑肌活动具有双向调节作用（党参、白术和苍术等）。

理气开郁法：用于脾胃气机紊乱，此类药可降低消化道平滑肌的紧张性，解痉止痛（陈皮、青皮、厚朴、甘松、沉香、香附和川楝等）。配伍通腑攻下药，既兴奋麻痹的肠肌又解痉止痛，具有双重作用，可治疗肝胃不和（胆汁反流性胃炎）。

影响胃肠道的中药：① 消食药，如鸡内金、莱菔子；② 解表药，如生姜、防风、柴胡、升麻；③ 清热药，如栀子、夏枯草、黄芩、黄连、黄柏、丹皮、赤芍、紫草；④ 化痰药，如前胡、猪胆汁；⑤ 温里药，如肉桂、吴茱萸、荜澄茄；⑥ 芳香化湿药，如藿香；⑦ 利水药，如茯苓；⑧ 活血化瘀药，如蒲黄、桃仁；⑨ 开窍药，如牛黄；⑩ 补血药，如当归；⑪ 收敛药，如五味子、乌梅、五倍子、罂粟壳、肉豆蔻；⑫ 祛风药，如威灵仙、青风藤、徐长卿；⑬ 抗肿瘤药，如白花蛇舌草。

影响胃肠道的针刺穴位：足三里、中脘、合谷、曲池、胃俞、承山、公孙、阴谷。

3. 常见脾胃系疾病

饮食异常：中医采用健脾化湿为主的方法，常用藿香正气散加减方治疗。

痢疾：中医认为是外感、内伤饮食所致，治疗以清热利湿为主，方用黄芩、黄连、黄柏、芍药、茯苓、甘草、苡仁、枳壳、白头翁等，常用中成药有香连丸、葛根芩连丸、木香槟榔丸等。

急性肠胃炎：中医认为本病由于感受时邪，饮食不当所致，其治疗方法采用辟秽化浊法，基本方由藿香、厚朴、大腹皮、苏梗、姜半夏、木香、黄连、黄芩、甘草组成，适量水煎服。常用中成药有保和丸、葛根芩连丸、藿香正气丸等。针灸取穴关元、神阙、气海、足三里。

食物中毒：中医治疗基本方为藿香、厚朴、大腹皮、苏梗、姜半夏、木香、黄连、黄芩、生甘草再加鱼腥草、生大黄、野菊花、虎杖，水煎服。针刺穴位为内关、足三里、中脘、脾俞、胃俞、大肠俞。

功能性消化不良：中医治疗以健脾益气、疏肝和胃为主，常用四君子汤、香砂六君子汤等方治疗。中成药有香砂六君子丸、木香顺气丸、六味能消胶囊、藿香正气丸等。

慢性胃炎：中医采用理气和胃的方法治疗，基本方由苏梗、白术、制香附、甘松、延胡、佛手、甘草等组成。苏州市中医医院研制的“胃炎丸”具有治疗慢性活动性胃炎、胃黏膜保护作用，经研究，“胃炎丸”具有抗幽门螺杆菌，增加胃动力，降低酸度等保护作用，可用于各型胃炎。

肠易激综合征：主要治法为健脾益气，涩肠止泻。其基本方由党参、茯苓、白术、诃子肉、芡实、肉豆蔻、地榆、延胡、木香等组成。常用的中成药有固本益肠丸、参苓白术丸、谷参肠安胶囊、健脾丸等。

4. 小儿脾虚厌食症

任光荣用健脾八珍糕治疗小儿脾虚厌食症。八珍糕为中医传统方剂，原名八仙糕，明代陈实功的《外科正宗》中有八珍糕方，清代汪昂所著的《汤头歌诀》中亦有此方记载，为历代医者治疗痞积的常用处方，亦为清朝宫廷补益之成方。本方主要为参苓白术散加减而成，主治脾胃虚弱，饮食不化，腹膨便溏，形瘦色萎，乏力神差，胸脘不宽等证。健脾八珍糕主要成分为党参、白术、茯苓、山药、莲子、芡实、苡仁、扁豆等。根据扬州医学院对健脾八珍糕微量元素测定的结果，表明此药品中含有较多的必需微量元素，其中以 Fe、Zn、Mn、Cu 含量较高，K、P、Mg、Ca 的含量亦较多。

5. 功能性胃肠疾病

(1) 治疗策略

中医药治疗功能性胃肠疾病（functional gastrointestinal diseases，FGID）

基于整体观念和辨证施治的原则，针对不同病因病机，体现在以下几个方面。

健运脾胃，升清降浊：FGID 的核心问题是胃肠动力异常，这与脾胃的气机升降直接有关，提出升脾、降胃、通利气机、顺气和中、通顺降逆等法。

疏肝解郁，调和脾胃：重视精神心理因素与 FGID 的关系，随着 PET 和 fMRI 技术的应用，发现肠易激综合征患者肠道痛觉感受与大脑皮质活动有关，形成了脑肠神经发病依据，与中医情志致病相似，对中医“肝气疏泄”与脑肠肽相关性提出了探讨，用调神和胃法治疗 FGID 将收到较好的效果。

寒温并用，辛开苦降：FGID 病程较长，病势缠绵，反复发作，症状复杂多变，寒证、热证并存，寒热错杂，虚实互见，脾胃升降失调，中医治疗常用辛开苦降，以平调寒热，平衡阴阳，调畅气机。代表方为半夏泻心汤，可提高患者血浆胃动素水平。

FGID 病程长，病久伤肾，脾肾两虚，或肝火灼阴，气滞血瘀，应兼以温阳补肾，益气养阴或活血化瘀等法。

（2）治疗方法

FGID 按辨证分型治疗可分为 4 个证型，即脾胃虚弱、胃肠热结、胃阴亏虚、胃气上逆，分别采用四君子汤合四逆散加味、调胃承气汤合半夏汤加味、益胃汤合芍药甘草汤加味，旋覆代赭汤加味瓜蒌、山栀、茯苓。临床研究表明，中药辨证治疗效果有效率达 92.5%，明显高于西药组。

根据脾胃升降失常与 FGID 的主要病理和表现，FGID 的治疗大法有以下六种。

补中升阳，和胃降气：方有补中益气汤（补中升阳）、理中汤（温脾理中），宣降肺气有利于和胃降逆，可配用杏仁、桔梗、紫菀、枇杷叶、苏叶。

调达肝气，濡养肝阴：疏肝和胃用四逆散加陈皮、青皮、香附、绿萼梅。肝胃阴虚用一贯煎加味。

顺气和中：六腑以通为用，胃气以下行为顺，需通调气机，顺气和中，理气药佛手、香橼加益胃汤。

通降镇逆：胃气上逆需通降镇逆，具有降逆作用的药物有竹茹、栀子、代赭石、黄连、柿蒂、莱菔子、枇杷叶等偏清；偏温的有生姜、干姜、良姜、丁香、吴萸、肉桂、半夏、苏子、苏叶、乌药、沉香、降香、陈皮、厚朴等。

升清阳，行气滞，化湿泄浊：见有膈咽不通，脘腹胀满，大便不行或脾阳不升，且有腹胀、腹泻，常用木香顺气汤和沉香交泰丸。

养阴通降：多选用玉竹、花粉、沙参、石斛、麦冬等，用于慢性胃病胃阴不足，胃气上逆。

（3）非药物治疗

针灸治疗：针灸治疗 FGID 的临床报道集中归纳为——① 诊断系统，按国家中医管理局《中医病证诊断疗效标准》，根据证候进行辨证分型；② 分经络取穴，局部按神经节段和辨证选穴，阳明胃经上选穴；③ 针刺方法有体针、耳针、头针、电针、穴位注射，激光、微波、声波六经照射和艾灸；④ 疗程为 7~15 天，每日 1 次或隔日 1 次；⑤ 有效率为 86%~97%，治愈率为 60%~73%。

针灸调节胃肠功能机制的研究：① 研究脾虚与胃肠动力的关系；② 从胃肠黏膜保护作用探讨防御机制；③ 从经脉脏腑相关理论探讨足阳明胃经与胃相关的机制。

针灸治疗的神经-内分泌-免疫网络调控，其机制为：① 神经通路，即中枢神经系统、自主神经系统和肠神经系统；② 内分泌通路，即针灸信息传至下丘脑时，经下丘脑-垂体-肾上腺轴对内分泌产生调节；③ 免疫途径，即针灸刺激躯体感觉神经末梢，释放神经肽如 P 物质、生长抑素、降钙素基因相关肽等增强或抑制各种免疫细胞，诱导或抑制炎性介质体液成分产生，从而参与局部免疫功能的调节。

按摩推拿治疗：改善胃肠自主神经功能紊乱。

饮食调理：应掌握少吃多餐、细嚼慢咽、坐姿饮食、基础主食、食不求饱、冷热得当等原则，以减少 FGID 的发生。

6. 慢性胃炎

慢性胃炎是脾胃科门诊量最大的疾病，常见且影响患者生活质量。从浅表性胃炎到萎缩性胃炎、从幽门螺杆菌相关性胃炎到胆汁反流性胃炎，需要综合考虑患者的具体条件，进行个体化治疗。任光荣的治疗经验是：① 理气通降是常法；② 清化温中细分辨；③ 气血双调不可少；④ 辨证、辨病相结合。

理气通降主要是消除胃部的郁气，促进胃气顺畅。同时，理气药和其他治疗方法如清化、温中、气血双调、辨证辨病等互相配合，以达到更好的疗效。任光荣也强调辨证辨病的重要性。根据患者的具体病症，选择适合的方子，比如在浅表性胃炎伴黏膜糜烂患者的方子中加入清热解毒的药物；对于幽门螺杆菌相关性胃炎患者，除了西药的三联疗法，也可以加用一些抗幽门螺杆菌的中药；对于萎缩性胃炎伴有轻度不典型增生者，可加用一些抗肿瘤的药品，这些都是以辨证辨病为依据的。通过对患者的病史和症状进行详细的诊断，任光荣能够精确地掌握病因，并可以根据患者的不同情况来灵活地运用中医方剂进行尝试和治疗。例如，当患者表现为肝胃郁热的胃炎症状时，选择黄连清泻肝胃之火，肝火得清这样的治疗方案。当患者表现为胃病伴有寒邪侵犯的症状时，常常会使用温中散寒法进行治疗。对于患有湿熏胃脘，食积阻滞的患者，选取二陈法或平胃开郁法为主的治疗方法。总的来说，任光荣在治疗慢性胃炎的方案中，把握住了理气通降、清化温中、气血双调、辨证辨病等方面的原则，同时注重对病因和症状的综合分析，以达到最佳的治疗效果。

7. 上消化道出血

任光荣在临床发现虎杖有一定的止血作用。经进一步摸索，从虎杖中提取出大黄酚及大黄素，与乌鲗骨组成复方虎杖止血粉，治疗上消化道出血取得较好的止血效果。虎杖具有止血、抗菌、泻下及镇咳作用。其成分大黄素、大黄酚属蒽醌类衍生物，能降低毛细血管通透性和改善脆性，具有较强的收敛作用。

8. 消化性溃疡

任光荣认为消化系统疾病的根本原因是脾胃虚弱，特别是消化性溃疡发病的主要原因。他依据病因和临床症状，提出虽然溃疡生于胃，但病根在脾，脾气亏虚为最基本的病机。因此，他的治疗方法特点是益气健脾，燥湿运脾。

在用药方面，任光荣常以黄芪建中汤合香砂六君子汤、平胃散为主方进行加减治疗。此外，针对不同的症状，任教授还会灵活地加减用药。如对于寒象明显和热象明显的患者，他会加用吴茱萸、良姜和黄连或龙胆草；对于感染了幽门螺杆菌的患者，他会加用具有杀菌、抑菌作用的中药，如黄连、龙胆草、蒲公英、黄芩等；他还会结合西医的发病机制，如采用抑酸和护膜的药物，来加强胃黏膜的保护，减弱对胃黏膜的损伤，以此达到促进溃疡愈合的目的。

9. 肠易激综合征

肠易激综合征（irritable bowel syndrome，IBS）是一种常见的腹部疾病，中医认为其因脾虚湿积而成。临床表现为腹痛、腹胀和大便习惯改变。任光荣在治疗 IBS 时，以抑木扶土、调和肝脾为基本治则，用以治疗肝郁脾虚的病理，以提高疗效。他提出了“抑激汤”方剂，是治疗肝郁脾虚，腹痛泄泻的代表方剂，该方由白芍、白术、陈皮、枳壳、薏苡仁、茯苓等10味药组成，具有补脾泻肝之功效。本方调气机以止痛泻，补脾土而泻肝木，对改善肠道分泌功能，调节自主神经功能有较好的作用。抑激散可通过抑制胃肠动力，调节胃肠激素如5-羟色胺（5-HT）、生长抑素（SS）、血管活性肠肽（VIP）的分泌，调节神经-内分泌-免疫系统来维持机体内环境的稳定，临床治疗IBS-D（腹泻为主）的疗效与西药得舒特相当，且其价格低廉，毒副作用小。

任光荣指出，中医治疗IBS需要综合考虑患者的病史、症状、身体状况等因素，做到辨证施治。根据患者的症状，选择合适的中药方剂，以达到最佳疗效。同时，他强调，治疗中还需注意调控生活方式，包括饮食习惯和心理状态等，以综合改善患者的IBS症状。以有健脾、祛湿、温中等作用的三白散调气健脾，因IBS症状变化较多，常有夹虚、夹寒、夹滞、夹瘀等，故临证可适当加减。任光荣认为三白散为治疗IBS的有效方剂。

10. 溃疡性结肠炎

溃疡性结肠炎是一种慢性炎症性疾病，主要通过腹痛、腹泻和黏液脓血便等症状表现出来。中医将此归为“肠澼”“痢疾”“便血”范畴，并认为其主要病因是脾胃虚弱，运化失健。

任光荣在筛选治疗溃疡性结肠炎的中药方案时，强调要根据病患的病期情况，采取不同的治疗方案。一般可分为以下3期：活动期，症状主要表现为湿热壅盛，因此治疗应以清热祛湿为主；缓解期，症状主要表现为脾胃虚弱，大肠失约，湿热内恋，因此治疗应以健脾益气为主；重症期，症状主要表现为肉腐血败，因此治疗应强调祛腐生新。

任光荣还注意到，溃疡性结肠炎的发病与肺有密切关系，强调在治疗溃疡性结肠炎时应考虑肺与大肠的表里关系，以及脾肺之间的母子关系，将这种关系融入治疗方法中，一方面健脾益气，清热祛湿，另一方面也要宣通肺气。除此之外，任光荣还特别重视将情志的疏导作为治疗的一部分。在治疗过程中，应该消除患者的恐惧心理，增强他们战胜疾病的信心，同时也要考虑使用某些可以疏肝安神的药物，以调节气机，恢复肝胆之疏泄功能。

三、肝胰疾病

（一）任继然对肝脏疾病的治疗

1. 传染性肝炎

祖国医学认为传染性肝炎（黄疸）总的原因是“湿”，发生病理变化的病所是在“脾胃二经”，湿之为病有寒湿、热湿的区别，脾胃功能也有属虚、属实之异。因此，在发病机转上就有阴黄与阳黄的不同。吴鞠通对湿症的治疗就曾经做过纲领性的提示，他说：“湿之入中焦，有寒湿有热湿，有自表传来，有水谷内蕴，有内外相合。其中伤也，有伤脾阳，有伤脾阴，有伤胃阳，有伤胃阴，有两伤脾胃。伤脾胃之阳者，十常八九，伤脾胃之阴者十居一二，彼此混淆，治不中窾，遗患无穷，临证细推，不可泛论。”这样的说法，的确是具有丰富临床经验的见解。因为在黄疸的整个发病过程中，自始至终多见“湿困脾胃，健运失常”的症状，虽然初期也有表证出现，不过为时甚短，大多以脾胃症状为主。

鉴于以上情况，确定了治疗规律——“治湿”“理脾胃”。治湿有 3 个原则，即祛湿、利湿、化湿；理脾胃也有 3 个原则，即醒脾胃、补脾胃、推荡积滞。在这些原则的基础上，进一步确定其主法和主方，作为临床治疗的工具。

（1）治湿：主要是祛邪，其目的是“邪去则正安”

祛湿主法为发汗。在湿邪初发的阶段，出现了表证，如恶寒、发热、身楚、头痛的证候，此时湿邪郁结在表，“假令脉浮，当以汗解之”（《金匮要略》）。它的目的主要是使湿邪随汗从肌表而出。主方为藿香正气散（藿香、紫苏、白芷、大腹皮、茯苓、厚朴、陈皮、半夏曲、白术、桔梗、粉草、生姜、红枣）加减。

利湿主法为清热利小便。因为湿邪在表，可以通过发汗祛湿，若湿邪已入里，则出现中脘痞闷，腹胀有水等症状，故应通过清热利小便，使湿邪随小便排出，前人云：“治湿不利小便，非其治也”。主方为茵陈五苓散（茵陈、白术、泽泻、猪苓、茯苓、官桂）与栀子柏皮汤（栀子、黄柏、甘草）加减。

化湿主法为温阳逐寒。治疗对象主要是偏于寒湿的阴黄。由于湿邪盘踞中宫，既不能随汗外越，也不能随小便排出。《经》云：“无阳则阴无以化”，因而出现了倦怠、嗜卧、腹胀，甚至有浮肿等症状，通过温阳逐寒以后，使湿邪像雾一样地为阳光照射所消失，或从汗解，或从溺出，前人将此比喻为“离照当空，阴霾顿散”。主方为茵陈附子干姜汤（茵陈、附子、干姜、草豆蔻、白术、枳实、半夏、茯苓、泽泻、橘皮、生姜）加减。

（2）理脾胃：主要是扶正，其目的是“正胜则邪却”

醒脾胃：当湿困脾胃，健运失常以后，形成消化机能呆滞，引起胸痞，腹中胀满，呕、吐、噫、哕，大便或溏或秘等一系列症状，主要是使用芳香理气的方剂，具有和中、运中、健中等作用，可直接恢复脾胃固有的功能。这种方法，多半是与祛湿、利湿、化湿等方法相辅而行的。因此，湿邪去，脾胃功能得以恢复，而脾胃功能恢复，亦可进一步加速湿邪的解除。主方为平胃散（苍术、厚朴、陈皮、甘草）加减。

补脾胃：适用于本有脾胃功能不健，中阳虚馁，或通过祛湿、利湿、化湿等一系列治疗后，脾胃因湿邪久困，湿虽去而其功能犹未恢复者，用此法以善其后。主方为参苓白术丸（党参、茯苓、白术、扁豆、山药、甘草、莲子、砂仁、苡仁、桔梗、黑枣）加减。

推荡积滞：某些黄疸是起于食伤脾胃。一方面由于脾胃消磨水谷的功能受到损害；另一方面也由于宿食变为积滞，壅塞肠胃之间，形成腹胀如臌，大便秘结等情况。此时芳香理气药不能解决问题，必须以此"推陈致新"，以改善症状。湿邪积聚过甚，往往也会出现同样的症状，斯时亦可斟酌使用。主方为木香槟榔丸（木香、槟榔、青皮、橘皮、枳壳、黄柏、黄连、三棱、莪术、大黄、黑丑、香附、芒硝）加减。

使用中药后，在改善症状方面更为显著，一般在入院第5天左右，食欲渐趋恢复，其他症状亦相继减退。

此外，阴黄与阳黄的分类必须慎重鉴别，二者可以互相转化，阳黄日久可以转变为阴黄，而阴黄经过治疗亦可出现阳证。无论阴黄或阳黄，在黄疸期治疗多以茵陈为主，凡使用茵陈者退黄较快，证明了茵陈对加强肝脏分泌胆汁的功效卓著。五苓散中的猪苓、泽泻均有显著的利尿作用，因而可以促进血中胆红素及其他有害物质的排出，故使用茵陈五苓散利尿退黄。也不可以外观无黄疸，就认为是痊愈，过早放弃使用退黄的主药茵陈，导致恢复期延长或"病已而复作"。由于急性传染性肝炎早期消化系统症状明显，病者往往不思饮食，斯时强调其肝脏保护饮食，维持其热能的供给，事实上成为不可能，服用中药大多在5天左右，食欲渐转旺盛，使营养得以维持，从而加速了疾病的恢复。

2. 肝硬化腹水

凡于腹腔内发生过量的积液称为腹水。肝硬化后，由于肝脏内形成某些机械性的障碍，结果使门静脉入肝的血流亦发生障碍，门静脉的压力过高，以致使血管内的部分液体经腹腔脏器的小血管壁渗出到腹腔内，于是就形成腹水。肝硬化腹水，在中医书籍中被称为"臌胀"或"单腹胀"。在症状严重时，利尿等方法往往效果不够满意，根据《黄帝内经》"中满者，泻之于内"这一原则，中医更有逐水一法有效。舟车丸为峻利泻下逐水之剂，用之得当，有立竿见影之效。对此，任继然有 3 点体会。

（1）治疗前要辨清虚实

虚证和实证是两个不同的极端，中医治疗每一种疾病都要辨虚实，而治疗腹水也贯彻着这个精神，并有一个重要关键：“分清虚实，才能确定补攻”。《黄帝内经》谓：“实则泻之，虚则补之”。如果在治疗以前不考虑到这一点，是实证而用补药，便是实之者益实，相反的是虚证而用泻药，则又是虚之者益虚，这就犯了虚虚实实的错误。总体来说，是实证才能用泻药，是虚证不能用泻药而应该用补药。使用舟车丸治疗腹水就应该明确这一点，是实证就能用，是虚证就要慎重考虑。

（2）下后不可连下

当确定实证以后，即可使用舟车丸。但毕竟舟车丸所含之成分，如牵牛、大黄、甘遂、大戟、芫花等药物，其性过于猛烈，具有非常厉害的逐水作用。每见用此药后多产生剧烈的腹痛，或有呕吐的现象，服后大概在一二小时后，即可出现腹泻水样的粪便，多则可见二三十次，少则也得三四次。由于疼痛的剧烈，腹泻次数的频繁，引起中气虚馁，头昏眼花、怔忡心悸、喘息多汗等症状则易出现。这样使脾胃功能一衰败，下一步就难办了，因此有“下之不通而死”者。

在证实人实的情况下，一般用药多是急去其邪的方法，猛打猛攻，速战速决，舟车丸有用至 6 次以上者。但在一些证实人虚的情况下，使用舟车丸就要慎重考虑，不能操之过急，否则就会“安一经，损一脏”，贻害不浅。任继然在用舟车丸治疗腹水时，采取隔 1 日或隔 3 日使用，使正气有休复的机会，每于下后多采用补土培中之品，效果颇好。

（3）下后应急补脾

在中医学里，腹水是由于土不制水，水湿内聚为患，脾土愈虚，水湿益加泛滥，水湿泛滥愈甚则土益虚而不能御。舟车丸之逐水，是一个积极排除水患的方法，但终非长远之计。若一味地攻下，或下后不去培土以御水，腹水就有可能卷土重来。因此，任继然认为：“下后急补脾土，才能达到祛邪不忘扶正，扶正即可祛邪的日的。”

（二）任达然对肝脏疾病的治疗

急性黄疸型病毒性肝炎

急性黄疸型病毒性肝炎大多属于祖国医学中的“阳黄”范畴。湿热之邪是形成该病的主要病理因素，如《金匮要略》云：“黄家所得，从湿得之”。《黄帝内经》亦云：“湿热相交，民当病疸”。任达然以自拟的白虎石茵汤治疗。

白虎石茵汤方药组成：白茅根 30 g，虎杖 15 g，石打穿 15 g，茵陈 30 g。以上为成人量，儿童酌减。每日 1 剂，每剂煎 2 次，分上午、下午温服。脉象弦数，乃热重于湿，可加山栀子、大黄；若大便溏，口中黏腻，舌苔厚腻微黄，脉象濡缓，乃湿重于热，可加苍术、川朴、苡仁等；若兼有表邪客于肌表，寒热头痛，可加麻黄、连翘、赤小豆；若邪郁少阳，寒热往来，可加柴胡、黄芩；若胸腹痞胀，恶心呕吐，酌加藿香、蔻仁、法半夏。

疗效判定：自觉症状消失，肝功能正常，尿三胆（尿胆红素、尿胆原、尿胆素）转阴为痊愈；自觉症状较前减轻，肝功能较前好转，但有 1~2 项尚未正常者为好转；自觉症状未减，肝功能仍有 2 项以上不正常者为无效。治疗 154 例患者中，痊愈 151 人，好转 2 人，无效 1 人，总有效率 99.4%。肝功能在 3 周内正常者 52 例，占 33.8%；4 周内正常者 59 例，占 38.3%；5 周内正常者 24 例，占 15.6%；6 周内正常者 16 例，占 10.4%；7 周以上未恢复正常者 3 例（其中属好转 2 例，无效 1 例），占 1.9%。从上述可知，患者以白虎石茵汤为主治疗，肝功能一般在 1 个月左右可恢复正常。

（三）任光荣对肝脾（胰腺）疾病的认识与治疗

任光荣对肝脾（胰腺）疾病的总认识：① 肝病多实，治当顾护脾胃（包括胰腺）；② 脾病多湿，治当调肝；③ 久病多瘀，治当活血化瘀；④ 肝脾（胰腺）同病、治当肝脾（胰腺）同治。

1. 慢性乙型肝炎

任光荣选用自拟老鹳草口服液治疗慢性乙型肝炎。老鹳草有疏经、活血、清热、解毒、利湿之效，对于慢性肝炎患者常出现的“湿热”“淤滞”“蕴结”“气血不调”有较好的治疗作用。可能系老鹳草中所含的鞣酸具有很强的抗氧化作用及抗过氧化脂质作用。在抑制血清及肝脏中过氧化脂质上升的同时，抑制肝细胞的损害，此作用有待进一步探讨。

2. 酒精性脂肪肝

任光荣自拟保肝汤治疗酒精性脂肪肝。保肝汤由丹参、生山楂、葛根、决明子、三七等药物组成。针对酒精性脂肪肝本虚标实、虚实相兼、以实为主的特点，辨病与辨证相结合，并提出在发病早期就运用化瘀的方法，采用化瘀祛痰的治疗原则，临证施治，取得了良好的临床效果。

3. 肝纤维化

任光荣运用活血化瘀法治疗肝纤维化。中医药对抗肝纤维化具有独特优势，尤其是活血化瘀药在改善微循环、抑制肝脏炎症、抑制肝星状细胞（HSC）活化与增殖、调节胶原合成与降解，以及抗氧化作用等方面。现代既有丹参、桃仁、川芎、三七和姜黄等单味中药，亦有血府逐瘀汤、抗纤Ⅰ号等中药复方在抗肝纤维化治疗上的研究进展。尽管中医治疗肝纤维化已取得可喜的进展，但其诊治标准尚需统一，且对于药物的药理机制、有效成分及毒副反应等仍须做更深入的研究。

4. 胰腺炎

任光荣认为重症急性胰腺炎（SAP）的病机关键是“腑实”“瘀滞”“气郁”“热结”，临床又多表现为实证、里证、热证。因此，治疗中多以通里攻下、清热解毒、活血化瘀及理气开郁为法则。治疗原则：①“腑实”“瘀滞”“气郁”“热结”为病机之关键；②“通腑泻下为要，清解理活并用”。

在“通腑泻下为要，清解理活并用”的治疗大法指导下，制订胰腺炎Ⅰ号方和Ⅱ号方及由两方化裁而来的通腑方。Ⅰ号方适用于轻型或无合并症的急性胰腺炎；Ⅱ号方适用于重度及有腹膜炎、肠梗阻等合并症的急性胰腺炎。而通腑方在治疗上兼顾两种类型的胰腺炎，取其通腑泻下、疏肝行气、活血化瘀之意。上述3方亦可以辨证加减：理气——木香、川楝子、陈皮；化湿——藿香、苍术、苡仁；止呕——半夏、代赭石、竹茹；祛瘀——赤芍、五灵脂、川芎；虫积——苦楝皮、使君子、槟榔、川椒、乌梅；阴虚——石斛、元参、麦冬；虚寒——干姜、附子等。急性症状控制后，对食欲不佳、胸痞、无力等症状，给予健脾和胃、补气养血的病后调理。经过长期的临床实践和临床研究，上方治疗急性胰腺炎在显效率上明显高于单纯使用西药，具有控制腹痛快、无须禁食及胃肠减压之优势。并且中西医结合组在疗效及显效率上与中药组无显著性差异，佐证了本方的独特疗效。

通腑方由生大黄、芒硝、枳壳、柴胡、金钱草、桃仁6味中药组成。大黄苦寒泄热，祛瘀通腑，荡涤肠胃邪热积滞，消除致病之因，为君药。芒硝咸寒软坚，可助大黄泻下热结，为臣药。佐药枳壳、柴胡、金钱草共奏舒肝行气，清热利湿之功。桃仁苦甘而平，性柔润，入血分之品，善破血行瘀，又润燥滑肠；大黄苦寒，性刚燥，可活血通经，破瘀血，二药配对，刚柔相济，既可助大黄活血化瘀，又可调和诸药，为使药。诸药和剂，君臣有序，相与宣摄，相须为用，从而使“气舒”“热散”“腑通”“瘀化”。

此外，在治疗中还注重活血化瘀法的使用，体现在胰腺炎Ⅰ号方及Ⅱ

号方中均有此类药物。急性胰腺炎病理基础为间质水肿、充血和炎性细胞浸润或局部脂肪坏死，用祖国医学观点看，即有“瘀血”存在。实验证明，活血化瘀类药物可以减少毛细血管通透性，减少渗出，同时还具有抗炎作用。因此使用活血化瘀类药物可能减轻局部水肿，增加血流量，改善血液循环，消除炎症，从而达到祛瘀的目的，在治疗急性胰腺炎中具有一定价值。

急性胰腺炎的病因是气滞与湿热，但瘀血作为病理产物，在疾病发展过程中起关键作用。因此，其治疗原则是治疗气滞、热结及血瘀，其中以通为主。

以通为用，以通为补：根据此病机，任光荣采用以通为主的治疗方法。通不仅仅指通腑，还包括理气开结、清热解毒及活血化瘀。他善用各种中药，例如理气药柴胡、木香、延胡索、枳实、川楝子等，通腑药大黄、芒硝、厚朴等，清热解毒药黄芩、黄连、山栀、蒲公英等，活血药桃仁、红花、丹参、三七等。任光荣会根据患者的滞、热、瘀的偏重，选药各有侧重。

中西会通，西为中用：任光荣主张在疾病早期放置鼻胃管及鼻空肠管，开展胃肠减压治疗及尽早开展肠内营养。同时，他提倡经鼻空肠管缓慢灌注中药，以保证药物按时、按量服用，以及减少对胰腺的刺激。此外，由于急性胰腺炎可能导致胃肠功能障碍，他主张在必要时改变常规的口服中药给药途径，采用保留灌肠给药，通过直肠黏膜吸收药物，发挥药物的治疗作用。

四、肾系疾病

任继然对肾系疾病的认识与治疗

1. 慢性肾炎

（1）病因病机

肾：《黄帝内经》曰，“肾者主水，受五脏六腑之精而藏之”。由于肾和膀胱相表里，肾气的盛衰关系到膀胱的气化作用。因此小便的淋漓与癃闭，不仅和膀胱气化作用有直接关系，而且肾脏功能之虚实是其间接的根本原因。清代的喻嘉言曾说：“肾司开阖，肾气从阳则开，阳太盛则关门大开，水直下而为消；肾气从阴则阖，阴太盛则关门常阖，水不通而为肿”。由此可见，古代医家已体察到肾脏有泌尿之功能，肾脏功能的虚实，关系到泌尿功能之强弱，若肾脏功能减弱则体内水分得不到应有的正常排泄，留积于内而发生水肿。

脾：祖国医学认为，脾在生理功能上是运化水湿，输布津液。《黄帝内经》曰，“饮入于胃，游溢精气，上输于脾，脾气散精，上归于肺，通调水道，下输膀胱，水精四布，五经并行”。因此说“脾为胃行其津液者也”。而且脾属土，土有制水的功能，使体内的水能正常地运行，不致泛滥成灾。万一脾的运化水湿、输布津液的功能失职，则产生土虚不能制水，即朱丹溪所说“脾虚不能制水，水渍妄行”而发生水肿。

肺：肺的生理功能最重要的是“主一身之气”，由于“气行则水行”，所以能有“通调水道，下输膀胱”的作用，同时由于肺属金，肾属水，二者之间的关系是金生水，所以说“肺为水之上源”。由此亦可看出人体水液的正常运行要依赖肺气的通调，若是肺气通调失职，水液不能下输膀胱，潴留体内，也是水肿发生的机制之一。

综上所述，对水肿发生的机制已可一目了然。明代张景岳对此曾作了一段精确的论述：

> “凡水肿等证，乃脾肺肾三脏相干之病。盖水为至阴，故其本在肾；水化于气，故其标在肺；水惟畏土，故其制在脾。今肺虚则气不化精而化水，脾虚则土不制水而反克，肾虚则水无所主而妄行。水不归经则逆而上泛，故传入于脾而肌肉浮肿，传入于肺则气息喘急。虽分而言之，而三脏各有所主，然合而言之，则总由阴胜之害（阴阳不平衡），而病本皆归于肾。”

（2）治疗

关于水肿治疗的问题，一般在急性期有“开鬼门”——发汗；“洁净府”——利小便；“去菀陈莝”——荡涤六腑壅滞等法。而在进入慢性期的阶段就不能拘守于治标，而应该治本。所谓“急则治其标，缓则固其本”。然而，仅使用利尿逐水药，浮肿虽然很快消失，但肾功能恢复颇不易，而尿中蛋白消失尤难，医者、病者往往因拖延日久而丧失信心。

首先，此病切忌峻泻之剂，峻泻之药能大伤正气，有损脾肾功能，愈下愈虚。所以“此病不宜动大肠峻泻。医者多用芫花、大戟、甘遂、葶苈、猪苓、泽泻之类，取消虽易，补闭即难，往往致水复来，因而无以治之”（张鸡峰）。因此，必须尊重前人的实践经验，要晓得“水肿因脾虚不能制水，水渍妄行，当以参术补脾，使脾气得实则自健运，自能升降，运动其枢机则水自行。非五苓（散）、神佑（丸）之行水也，宜补中（脾）、行湿、利小便，切不可下”（《丹溪心法》）。

扶土制水，乃是治疗本病“扶正祛邪”的良法，成功病例在治疗过程中自始至终，均以参苓白术散为主方，其中又以党参、白术、茯苓、怀山药、苡仁数药作重点，予以煎服。并在一段时期里配合了济生肾气丸，每早晚各服三钱，且在煎药中佐以官桂、猪苓、泽泻等药温肾利尿作为辅助，尿中蛋白完全消失，肾功能恢复正常。获得了满意的效果，兹将处方列于后。

加减参苓白术散处方：党参三钱，茯苓三钱，白术三钱，怀山药三钱，苡仁三钱，猪苓三钱，泽泻一钱五分，官桂一钱，黑枣二枚，煎分两次服，浮肿消失后，去猪苓、泽泻，加黄芪三钱。

济生肾气丸：中药房均有售，每早晚各服三钱。

2. 急性肾炎合并尿毒症

急性肾炎产生尿毒症，从症状上来看，有头痛呕吐，神志躁扰不宁。而中医所称之阳水，也有神烦不宁，甚至出血等症象，由此观之，现代医学所称之急性肾炎产生尿毒症，即类似祖国医学中所称之阳水。

中医认为本病系外界的致病因子（风），通过相关内脏（脾土）而作用于肾脏（湿胜生水），致使肾脏司泄失职而产生水肿。当外界致病因子之风邪，初侵机体时，机体因抵御外邪侵袭的关系，表层组织如肌腠玄府闭塞不开，病邪无从随汗而外出，风湿相搏的结果导致脾气转输功能失常，不能下泄，浸淫肌肉，水气内潴，加上风邪鼓荡，上行头面，致呈脸肿目合，旁溢皮肤，而现身面洪肿。外证因有恶风发热，肢节疼重，脉浮无汗，甚则喘咳，颈脉动等症状。中医所谓风湿相搏，土郁不宣，肾脏司泄失职，湿与水合，风邪鼓荡，而形成急性水肿。

急性肾炎导致尿毒症，首先是由于肾机能严重损坏使体内有害物质不得排出，堆积于体内所产生的酸中毒，引起胃肠、神经、循环等系统的症状，中医则认为肾脏司泄失职，形成湿毒化火之象，所以出现头痛、烦躁、呕吐、腹胀便稀，甚或口鼻出血、神志昏糊等危笃症状。由此，急性肾炎合并尿毒症符合中医所称之阳水。治疗首先考虑如何调整生理机能来运用解表发汗法，使病邪由表而出，以及如何运用行水利湿法，使水肿由利而消。根据腰以上肿者汗之，腰以下肿者利之的原则，采用羌活胜湿汤、五皮饮、五苓散等方，加减撮合，既达到祛风散邪，又达到发汗利水，也就是运用“开鬼门，洁净府”之法。此外，急性肾炎合并尿毒症虽然是由风邪内侵所致，然脾土未有不先伤者，若脾土不伤，则湿又何与水聚而成肿，所以在治疗过程中，一旦表邪被解后，急当培其中土，以防堤决，水肿复来。在该病愈后调理方面，以参苓白术散为主，使土厚堤坚，何患水之为害。

3. 营养不良性水肿

营养不良性水肿是机体由于某种原因，引起营养障碍或因食物中的营养物质缺乏，如：蛋白质，碳水化合物和脂肪等不足以供应机体的需要，特别是血液中的蛋白质高度减少，遂发生浮肿。中医多认为是脾虚。因脾与胃相表里，主中土，同司运化水谷的职能，为后天给养之本。脾主肌肉，脾虚不能输布水谷精微（营养），故有浮肿出现。《寿世保元》曾记载“治肿病，用粟米、绿豆各一抄，猪肝一叶切碎，三味煮作粥食之，至重者不过五次，其肿自消”的方法。说明治疗此病，增加营养是重要的方法之一。任继然使用补土利湿的药物也很有效，其处方如下：党参三钱，苍白术各三钱，赤猪苓各三钱，苡仁三钱，怀山药三钱，泽泻三钱，木防己三钱，建曲三钱，陈皮一钱五分，煎分 2 次服，连服 1 周，其肿即消。

4. 血尿

血液随尿排出谓之血尿。整个泌尿系统，由肾脏开始到尿道末端为止，如果由于某些原因使血管的完整性遭受破坏，在尿内即可出现血液。

祖国医学中记载有“热在下焦者则尿血”（《金匮要略》）。“尿血者，是膀胱有客热，血渗于脬故也”（《太平圣惠方》）。“下焦”包括整个的泌尿系在内，这很明显地指出了由于某种原因导致了泌尿系的炎症（即所谓热结），血因热而妄行，故发生血尿，凡尿血时疼痛者，则称之为“血淋”。任继然使用小蓟饮加减法治疗 2 例血尿，效果显著。分析其处方组成，小蓟与蒲黄是作为君药，考此二药确有清热、消炎、利尿、止血的作用。生地、丹皮、侧柏叶亦有凉血止血的作用，滑石、木通亦有清热利小便的功能，甘草梢止尿道疼痛效果显著，其他诸种佐药的配合也起着一定的效果。

五、气血津液疾病

（一）任继然对消渴病的认识与治疗

消渴是指由某种原因引起消耗水谷，饥渴并见的一种疾病症状，由于祖国医学是因症而命名的，故“消渴”既是代表一种症状，也是一个独立的病名。现代医学所谓糖尿病，是属于消渴病的范畴。任继然在几十年来的经验积累中，对消渴病治疗颇有深切的体会。他认为治疗消渴病应以“苦寒泻火”“甘寒养阴”“甘温益气”作为 3 个主法。泻火是祛邪，养阴益气是扶正。从前人的多种方剂中，经过精密的研究，慎重地考虑，归纳成数种，通过临床使用，效果显著，且便于掌握。兹介绍如下。

增液汤加味

药物：元参三钱，生地八钱，麦冬三钱，天花粉三钱，葳蕤三钱，黄连五分，黄芩一钱五分，石膏一两，知母三钱，茯苓三钱。水煎服。

效用：清心润肺、生津止渴，适应于烦渴引饮，口干舌燥。

黄连丸加味

药物：黄连五分，黄芩一钱五分，瓜蒌三钱，知母三钱，石斛四钱，麦冬三钱，丹皮三钱，黄柏三钱，芦根四两。水煎服。

效用：清热泻火养阴，适应于消谷善饥。

六味地黄丸

药物：熟地黄八两，怀山药四两，山萸肉四两，粉丹皮三两，福泽泻三两，云茯苓三两。作丸服。

效用：补泻兼施，适应于口渴多尿。

保元汤加味

药物：黄芪三钱，党参三钱，油桂八分，甘草八分，肉苁蓉三钱，甘枸杞三钱，怀牛膝三钱，熟地黄三钱，可酌加龟鹿二仙胶四钱。水煎服。

效用：益气生津补肾，适应于饥渴减后，而尿多形体消瘦，虚弱，或膝胫酸痛无力。

（二）任达然对气血津液疾病的认识与治疗

1. 痛风

（1）认识

任达然指出，痛风是一种古老的疾病，《丹溪心法》称其为白虎历节。因本病发作时疼痛剧烈，《医学正传》认为是痛痹；又因疼痛部位不定，《景岳全书》称之为风痹。总之，痛风属于中医学痹证的范畴。西医学认为痛风是代谢障碍性疾病，特点为血清及体液中尿酸增加，过多的尿酸容易形成尿酸钠结晶，沉积于关节及附近软组织部位，引起全身关节，特别是指、趾、腕、踝、膝关节红肿疼痛。由于本病发作时以局部剧烈疼痛、红肿为特征，故任达然认为痛风虽属痹证范畴，病因方面除风、寒、湿、热外，他认为还与浊瘀有关。若按一般风、寒、湿、热治疗，奏效缓慢，必须化浊祛瘀，通络蠲痹，方可收到较捷之效。

（2）处方

自拟化浊祛瘀痛风方组成：土茯苓 30～60 g，虎杖 30 g，粉萆薢 20 g，忍冬藤 30 g，苡仁 30～50 g，威灵仙 15 g，黄柏、川牛膝、木瓜络、泽泻、路路通、制乳香、没药 10 g。

随证加减：寒重，去忍冬藤、黄柏，加制附片、炙桂枝各 10 g；湿重，加苍术 10 g、川朴 6 g；痛风反复发作 10 年左右可形成慢性痛风性关节畸形，关节周围与身体他处皮下均可见到结节状突出之痛风石，可于原方中加金钱草 30 g、海金沙 10 g（布包）、鱼脑石 15~18 g；若痛风急性发作控制后，可在化浊祛瘀痛风方的基础上酌加补肾之品，如山萸肉、补骨脂、骨碎补等，以竟全功。上方每日 1 剂，煎煮 2 次，混合，取药汁 450 mL，分 3 次饭后温服，7 天为 1 个疗程。

（3）典型病例

程某，男，58 岁。1994 年 8 月 17 日就诊。患者于当天清晨被左足剧烈疼痛惊醒，当日上午即请任达然诊治。查：舌质红，苔薄黄微腻，脉弦滑。查体：形体较胖。步履维艰，左足第一跖趾关节红肿发热，触之疼痛难忍。查血：白细胞 12×10^{9}/L，中性粒细胞 0.86，红细胞沉降率 25 mm/h，血尿酸 485 μmol/L。诊断为痛风。任达然认为，本患者系浊瘀痹阻，脉络不通使然。

处方：土茯苓 60 g，虎杖 30 g，粉萆薢 15 g，忍冬藤 30 g，苡仁 50 g，威灵仙 10 g，黄柏 10g，川牛膝 10 g，木瓜络 10 g，丹参 10 g，路路通 10 g，泽泻 10 g，制乳香 10 g，没药 10 g。7 剂。

二诊：药后，患者左足第一跖趾关节红肿热痛蠲除，步履稳健。任达然虑其复发，在上方中加山萸肉、补骨脂、骨碎补各 10 g，连服 2 周。后查血常规、红细胞沉降率、血尿酸均在正常范围内，10 年来痛风一直未复发。

（4）讨论

随着人们生活水平的提高，痛风在临床上屡见不鲜。由于恣食甘肥海鲜，从而湿热内蕴，浊瘀痹阻，脉络不通。任达然自拟的化浊祛瘀痛风方，与一般的痹证治疗方法不同，方中重用土茯苓、虎杖、苡仁为主药，以冀化浊祛瘀，《滇南本草》认为土茯苓利湿祛风，能治“筋骨挛痛”；《本草拾遗》谓虎杖“主风在骨节间及血瘀”；《神农本草经》记载苡仁“主筋急拘挛不可屈伸”。萆薢、忍冬藤、黄柏、泽泻、威灵仙、木瓜络佐以主药，增强清化湿浊之力；川牛膝逐瘀通经，通利关节；路路通祛风活络，利水通经；丹参、制乳香、没药活血通经止痛。全方具有化浊祛瘀、活血止痛、标本兼治的功能，故收效显然。任达然还指出，痛风除积极治疗外，饮食起居也十分重要。有痛风病史或痛风家族史者，少食含嘌呤食物，如动物内脏、骨髓、海鲜、蛤、蟹等；戒酒，尤其是啤酒；控制饮食，适当运动，防止过胖；保持精神愉快，避免精神刺激；避免过度劳累；防止受寒及潮湿等。注意上述因素有利于痛风的康复。

2. 支气管扩张咯血

泻白化血汤是由宋代医家钱仲阳的泻白散（桑白皮、甘草、地骨皮、粳米）和近代名医张锡纯的化血丹（花蕊石、三七粉、血余炭）综合而成。本方具有清肺泻火、止血生新之功。任达然多年来师其方义，并加减化裁治疗支气管扩张咯血（以下简称支扩咯血），收到较好的效果。

（1）处方

泻白化血汤组成：桑白皮 15~20 g，地骨皮 10 g，甘草 5 g，粳米 5 g，花蕊石 15 g，三七粉 3 g（吞服），血余炭 10 g。每日 1 剂，每剂煎 2 次，分上、下午温服。症状较重者，每日 2 剂，每 6 小时 1 次。

随证加减：患者如出现风热证，伴有发热、头痛、咽痛，上方去地骨皮，加桑叶、菊花、牛蒡子各 10 g，以清解表邪。若兼有燥火，证见鼻干、呛咳、舌红少津、脉细数，酌加沙参、麦冬、天花粉各 10 g，以养阴润肺。若患者痰热较重，证见发热、痰多黄稠，酌加鱼腥草 15~30 g、炒黄芩10 g、大贝母 10 g，以清化痰热。若木火刑金，证见烦躁易怒、胸胁隐痛、脉弦数者，宜泻肝清肺，酌加黛蛤散 15~20 g（布包入煎）、炒山栀 10 g。大便秘结者，酌加生大黄 5~10 g（后下）。

53 例患者，经治疗后咯血等症状消失者 51 例。其中服药最少 5 剂，最多 18 剂。随访 1~2 年，效果均较满意。

（2）典型病例

鲍某某，男，58 岁，中学教师，1982 年 3 月 12 日初诊。患者剧烈咳嗽、反复咯血已旬日余。持续咯血量为 100 mL。其于 3 年前曾类似发作过 1 次。此次咯血经胸片检查：左肺下叶有环形透明阴影，其内可见大小不等液平面。实验室检查：白细胞 16 500/m^3，中性粒细胞 80%，淋巴细胞 20%，红细胞沉降率 30 mm/h。诊断为支扩咯血。曾用 5%葡萄糖 500 mL 加脑垂体后叶素 10 U 静滴，并口服四环素、安络血 2 天，仍然咳嗽、咯血，遂请中医诊治。

诊查所见：患者易于烦躁，胸胁引痛，咳吐黄痰，痰中带血，其色鲜红，大便秘结，面赤唇红，舌红苔黄，脉象弦数。证属肝火犯肺，热伤血络，肺失清润，暂停西药。拟清肝泻肺，佐以祛瘀止血。予泻白化血汤化裁。

处方：桑白皮 10 g，地骨皮 10 g，炒山栀 10 g，黛蛤散 20 g（布包），鱼腥草 15 g，生大黄 10 g（后下），花蕊石 15 g，三七粉 3 g（吞服），血余炭 10 g，紫珠 10 g。3 剂。

3 月 15 日复诊：咯血减少，咳嗽好转，大便通畅。惟感口干、咽燥，此乃热损肺阴之象。上方去大黄、黛蛤散、炒山栀，加沙参、麦冬、天花粉各 10 g。3 剂。

3 月 18 日三诊：咯血停止，咳嗽已除。但患者时有口舌干燥，终以沙参麦冬汤善后。1 周后经胸片检查：左下肺纹理稍增多，余正常。

按：支扩咯血，究其本源，总属本虚标实之证。咯血时，宜清泻肺热、祛瘀止血为主，重在治标。症状改善后，当从滋水涵木、养阴润肺入手，重在治本。

（三）任光荣对糖尿病的认识

在任光荣的观点中，糖尿病的发生主要与湿邪有关。食用大量的肥甘饮食可以导致体内湿邪的产生，这些湿气会阻滞脾胃的运化功能，导致湿热内蕴和痰的产生。同时，患者久坐少动的生活方式也可能导致湿气在脾胃中停滞，情志不畅也可能导致中焦气机阻滞，进一步加剧湿邪的发生和积聚。对于糖尿病的治疗，任光荣主张采取健脾化湿的方法，特别是对于肥胖的糖尿病患者。在糖尿病的并发症中，糖尿病皮肤病变以及糖尿病肾病的发生与湿邪有密切关系，他建议在治疗中使用化湿健脾的方法，以消除体内湿邪。

六、心系疾病

任继然对失眠的认识与治疗

1. 病因病机

（1）神不守舍

祖国医学认为心藏神，神是一切精神活动的最高主宰，由于过度劳神，以致神不能内守，俗谓之“散神”，因而发生失眠。

（2）营卫不能和谐

《黄帝内经》谓“老人之不夜瞑者，何气使然？少壮之人不昼瞑者，何气使然？岐伯答曰：壮者之气血盛，其肌肉滑，气道通，荣卫之行不失其常，故昼精而夜瞑，老者之气血衰，其肌肉枯，气道涩，五脏之气相搏，其营气衰少而卫气内伐，故昼不精夜不瞑”。卫气属阳，营血属阴，说明劳伤气血或年老气血虚衰，营卫不能和谐，阴阳调节紊乱，因而发生失眠。

（3）水不济火

心藏神属火，肾藏精属水（存在相互制约的关系），若因梦遗滑精或色欲过度，以致“水不济火”，心火上炎，神明扰乱而发生失眠。

2. 处方

针对失眠发生的机制，任继然在掌握失眠症之规律后，根据养血、安心、宁神、定志、壮水制火之法，制订了高枕无忧丹。处方组成如下：生地二两，酸枣仁二两，煅磁石一两五钱，茯苓神各二两，黄连三钱，阿胶二两，鸡子黄四枚，琥珀末三钱，知母二两，川芎一钱五分，远志一两五钱，甘草三钱。

制法：上药共研极细末，以猪心血和炼蜜为丸，每粒量重五分，朱砂为衣。

服法：早晚各1次，每次3~4粒，灯芯汤送下。

功效：有安神，定志，催眠之作用。

七、肿瘤

任光荣对肿瘤的认识与治疗

1. 综合治疗

中西医结合外科治疗原则：① 重视机体与肿瘤局部的关系；② 注意肿瘤的发展阶段，晚期慎重选择手术治疗；③ 适应证的选择，手术危险性的估计，癌细胞的扩散与移植；④ 结合中医药的治疗，提高手术成功率和康复；⑤ 选择放、化疗与中医药联合治疗。

肿瘤的放疗与中医药联合的中西医结合治疗：① 选择放疗敏感肿瘤；② 中药减少放疗的副反应；③ 防转移和复发，提高组织器官功能。

化疗药物与中医药相联合的中西医结合治疗：① 化疗前的中药准备治疗；② 化疗中断治疗后的中医药治疗；③ 减轻化疗的毒副反应；④ 抑制肿瘤继续增殖。

中医药与生物免疫学治疗：① 提高免疫功能类药，如白介素、肿瘤坏死因子、人参、党参、黄芪、菟丝子等；② 抗增殖类药物，如干扰素、转移因子、灵芝、茯苓、山药、刺五加、黄芪等；③ 抗转移和血管生成，如血小板因子、活血化瘀类药；④ 提高造血功能，如造血生长因子、当归、生地、狗脊、阿胶、枸杞、首乌、巴戟天、补骨脂等。

2. 临床常用药

恶性肿瘤患者临床加减化裁的处方有六君子汤、参苓白术散、沙参麦冬汤、一贯煎等。其基本方为：党参10 g，黄芪20 g，生地15 g，石斛15 g，天冬10 g，麦冬10 g，莪术10 g，水蛭6 g，茯苓15 g，白术15 g，白扁豆20 g，苡仁30 g。

常用的益气养阴中药多选用生炙黄芪、太子参、党参、生地、天冬、麦冬、白术、山药、黄精、石斛、鳖甲、枸杞、龟版、沙参、益智仁、桑寄生等。

常用的活血化瘀类中药多选用当归、桃仁、莪术、水蛭、赤芍、王不留行、丹参、蒲黄、五灵脂等。针对不同部位的恶性肿瘤，适当加入清热解毒、化痰散结类抗肿瘤中药，常选用的有：石见穿、威灵仙、蜀羊泉、藤梨根、菝葜、老鹳草、半枝莲、白花蛇舌草、夏枯草、生牡蛎、苦参、叶下珠、八月札、山慈菇、山豆根、黄药子、天花粉等。

基本法则为扶正益气、活血化瘀、化痰软坚及清热解毒。

3. 中晚期恶性肿瘤

（1）病因病机

“壮人无积，虚人有之”（《灵枢》）。“积之成也，正气不足，而后邪气踞之”（《医宗必读·积聚》）。说明恶性肿瘤的发生与人的正气强弱密切相关。肿瘤的产生是在正气虚，脏腑功能虚弱的基础上，外邪与内生的病理产物相搏，气滞血瘀，毒聚痰结，久而成积。故在肿瘤的治法上，主张以扶正培本为主，“养正积自除”。临床应用，根据四诊八纲，辨析病变部位、体质情况、病邪性质，而审证求因，审因论治，确立扶正祛邪、攻补兼施的治疗法则。

（2）治疗方法

任光荣认为，以益气养阴活血法为主治疗胃肠恶性肿瘤的主要作用是：① 缓解症状，提高生活质量；② 延长生存期；③ 减轻放、化疗的毒副作用，提高化疗完成率；④ 提高患者自身免疫功能；⑤ 可以一定程度地抑制肿瘤发展；⑥ 具有一定的抗转移、抗复发作用。临床研究证实了以益气养阴活血法为主的中药汤剂，具有改善胃肠癌术后化疗患者生活质量的作用。延长生存期及提高生活质量，两者同样重要。肿瘤患者有手术机会应尽可能切除肿瘤，无手术机会者可行放、化疗，但切忌过度治疗。中医中药应该贯穿恶性肿瘤治疗的始终，而绝不是晚期患者的“最后选择”，术前术后均可中药调治，可起到一定的控制肿瘤生长，防止肿瘤复发和转移，提高机体自身的免疫监视功能，缓解症状，提高生活质量，延长生存期的作用。

据任光荣研究观察，中晚期恶性肿瘤患者的正气虚，主要以气虚、阴虚、气阴两虚占大多数，所以在扶正祛邪治疗中晚期恶性肿瘤的法则中以益气养阴法结合祛邪运用最为普遍。常用的益气养阴中药有：生黄芪、太子参、党参、生地、白术、山药、黄精、川石斛、鳖甲、桑寄生、沙参、枸杞等；常可选用的方剂有：四君子汤、参苓白术散、养阴清肺汤、沙参麦冬汤、一贯煎、三甲复脉汤等。根据恶性肿瘤存在的气滞血瘀、湿聚痰结、热毒内聚等病理状况，可分别选用活血化瘀、祛湿化痰、清热解毒等中药。常用的药物有：活血化瘀类的赤芍、王不留行、当归、丹参、延胡索、蒲黄、五灵脂、莪术、蜣螂片、水红花子、桃仁、郁金等；利湿化痰类的生苡仁、猪茯苓、皂角刺、夏枯草、生牡蛎、杏仁、天葵子、南星、半夏等；清热解毒类的白花蛇舌草、鱼腥草、半枝莲、石见穿、蒲公英、藤梨根、七叶一枝花、红藤、苦参等。中医治疗中晚期恶性肿瘤一般疗程较长，少则数月，多则数年，所以顾护胃气十分重要，所谓“有胃气则生，无胃气则死”。在辨证施治中，顾护胃气之法应贯穿始终，在组方遣药时，常可佐以健脾和胃之品，如半夏、茯苓、麦芽、鸡内金等。

现代研究发现，益气养阴中药通过抑制癌细胞对血管内皮细胞的黏附，对癌细胞血行转移的起始阶段有阻断作用，还能抑制癌细胞对内皮细胞的浸润、损害，降低癌细胞分泌血栓烷素 B_2（TXB_2），抑制癌细胞对血管内皮细胞的黏附，调节血管内皮细胞的分泌功能，从而起到抗癌转移的作用。并且通过临床观察研究，提示益气养阴中药治疗可以较快地恢复术后患者的体力，提高生活质量，对于年龄偏大，体质情况较差，不能完成辅助化疗计划的患者，术后采用中医药治疗，也是一种有效和适宜的治疗方法，也同样具有防治术后复发和抗转移的作用。

任光荣尤以诊治中晚期消化道恶性肿瘤为擅长，在中医药肿瘤治疗上有着丰富的经验。多年来中医中药在肿瘤学上所取得的成果，也证明了中医药已成为继手术、放疗、化疗后治疗肿瘤的又一种方法。实践证明，益气养阴法是中医扶正观的具体应用与特色治法，在恶性肿瘤的治疗中起着不可或缺的作用，能提高患者的免疫功能，减轻放、化疗的副作用，改善患者的临床症状，借以防止病情恶化和提高生存质量。

4. 消化系统恶性肿瘤术后转移

对慢性消耗性疾病用补法，必须补而不腻、不燥，补而不郁、不滞。任光荣将益气、养阴法合用，共成益气养阴之剂，则益气而不过于温燥，养阴而不过于滋腻，相反相成、相得益彰，使得方中用附子、桂枝而不热，用生地、麦冬而不寒，用紫河车、鳖甲而不腻。任光荣多以黄芪（生用或炙用）、党参（太子参）、白术、茯苓、当归、山药、麦冬、生地、石斛、甘草等为基本方。益气养阴法的内涵可分为以下几点：① 补气养阴。任光荣采用如黄芪、党参、白术、茯苓等具有补气养阴作用的药物，旨在实现益气不过温燥，养阴不过滋腻的效果。② 健脾助运与顾护胃气。他注重对脾胃的滋养，例如常用参苓白术散，并增强白扁豆、砂仁、豆蔻等的用量，总体目的在于强健脾胃，顾护胃气。③ 柔润肝体。应用柔肝药物，例如柏子仁、酸枣仁等，使肝体滋润，使“肝用”得以恢复正常。④ 妥善疏肝助“用”。通过理气药的妥善运用，能够疏通肝气，改善肝器的功能。⑤ 化瘀通络。应用丹参、桃仁、红花等活血化瘀通络的药物，改善气血运行。⑥ 清热解毒。虽非主要治法，但应用于具体施治中，如添加一些清热解毒散结的中药。益气养阴法的外延涵盖：① 健脾助运。在恢复气阴的基础上健脾助运，以强化脾胃的运化功能。② 柔润肝“体”。侧重于滋阴养血，以滋润肝脏，提升肝的功能。③ 疏肝助“用”。旨在调整肝的功能，帮助肝的“用”得以发挥，以达到身体机能的平衡。④ 化瘀通络。重要的治疗方法，以改善气血运行，减轻症状，并防止疾病的进一步发展。⑤ 清热解毒。配合主治法，用以辅助清热解毒，提升患者的免疫力，帮助身体恢复健康。

防治消化系统恶性肿瘤术后转移，任光荣以益气养阴法为主要治疗原则，根据临床辨证不同，分为益气组（Ⅰ）处方，由黄芪、党参、白术、猫人参、石上柏组成；养阴组（Ⅱ）处方，由生地、猫人参、石见穿、鳖甲、天冬组成；益气养阴组（Ⅲ）处方，由黄芪、党参、白术、鳖甲、天冬、猫人参、石上柏、石见穿组成。结合兼证适当加减和不同部位肿瘤适当加减。

提高恶性肿瘤术后的长期生存率，防治复发转移，是恶性肿瘤术后治疗的根本目的。中药治疗可以较快地恢复术后患者的体力，提高生活质量，这是中医药治疗的独特优势。因此，对于年龄偏大，体质情况较差，不能完成辅助化疗计划的患者，术后采用中医药治疗，也是一种有效和适宜的治疗方法，也同样具有防治术后复发和抗转移的作用。中药治疗的作用机制可能在于中药治疗恶性肿瘤能够提高患者机体的免疫监视功能，通过调整患者自身的免疫监视功能抑制微小转移灶的形成，提高远期生存率。同时，许多中药也具有一定的抑制肿瘤细胞繁殖的作用。恶性肿瘤术后中医药治疗也是一种可行的方法，应进一步加以研究和开拓。

5. 胃癌

胃癌癌前病变（precancerous lesions of gastric cancer，PLGC）的发生发展顺序与中医辨证有一定的关系，由轻到重可分为：肝郁气滞（轻 PLGC）——气阴两虚（中 PLGC）——血瘀热毒（重 PLGC）。

中西医结合治疗癌前病变的思路：中医辨证为线索；抗癌中药的筛选；生物反应调节剂。

中药治疗癌前病变的可能性：① 治疗基础疾病；② 在不同的靶点上（癌基因、蛋白激酶）诱导病理细胞凋亡；③ 诱导异常细胞分化为正常细胞；④ 生物调节样作用（如免疫调节）；⑤ 减毒增效。

中药作用：改善微循环、保护胃黏膜屏障、抗幽门螺杆菌感染、诱导病理细胞凋亡。

基本方法：辨证分型治疗、基本方加减治疗、固定专方治疗、中药有效成分。

基本治法：① 健脾益气，如香砂六君子、黄芪建中汤；② 养阴益胃，如沙参麦冬汤、益胃汤加减；③ 疏肝和胃，如左金丸、柴胡疏肝散、桃红四物汤、丹参饮；④ 清热解毒，如左金丸合旋覆代赭汤加活血化瘀。

消化道肿瘤的中医治疗，其目的是缓解症状，提高生活质量；延长生存期；减轻化疗的毒性作用，提高化疗的完成率；提高患者的自身免疫功能；可在一定程度上抑制肿瘤发展；具有一定的抗转移、抗复发作用。治疗肿瘤的基本法则是扶正益气、活血化瘀、化痰软坚及清热解毒。正确的饮食结构及饮食方式是理想的防癌措施，我们应该养成良好的饮食习惯，确保食物的多样化，避免偏食，合理地加工食物，以食用新鲜食品为主，控制高盐、腌制、熏烤食品的摄入，可以使我们远离肿瘤。

八、养生防治

（一）任继然对养生防治的认识

祖国医学认为衰老病死主要有三方面的原因：内因七情，喜怒忧思悲恐惊等精神因素；外因六淫，风寒暑湿燥火等外感因素；不内外因，饮食、性欲、虫兽等其他因素。养生防病亦是根据这三方面进行的，任继然总结如下。

1. 注意精神的保养

因为精神活动与内脏有密切的关系，凡七情过度都对内脏产生影响，损耗人体正气。譬如大怒伤肝，大喜伤心……因此，必须严格防止内在（七情）精神致病因素的产生。但精神的保养，不是“参禅悟道”就能解决的问题，那是消极方法。主要在于如何正确地使用精神，屏除个人患得患失的思想，一心无二用地踏实工作，杜绝不必要的忧患烦恼，保持清心寡欲，乐观愉快。所以《黄帝内经》上说：“精神内守，病安从来”，这一点很重要。

2. 适应自然变化规律

人与自然界有息息相通的关系，自然界的气候对人体有极大影响。正常的气候对人体有利，反常的气候对人体有害。譬如风寒暑湿燥火称为“六气”，反常的气候则称为“六淫”，能够引起许多外感疾病。因此，在生活起居方面应该很好地适应自然界四时气候的变化规律，即适应寒来暑往的变化，以防止外感疾病的产生。古人曾有“动作以避寒，阴居以避暑”的方法，说明居处应干湿得宜，衣服要能适应凉暖不一的气候。

3. 节制饮食

饮食是人们一日不可缺少的营养来源，中医称之为“后天之本”，凡由饮食所引起的疾病就称为“后天失调”。特别是饥饱不均对消化器官有所损害，《黄帝内经》所谓“饮食自倍，肠胃乃伤”，并主张“饮食有节”，这个“有节”包含两方面意义：其一是做到饮食清洁；其二是饮食定时定量。饮食不洁与伤饱失饥都是对身体有害的。因此在饮食方面要有一定的节制。

4. 锻炼身体

祖国医学一向是很重视锻炼身体的。汉代的华佗就曾说过，人应该适当地劳动锻炼身体，可以防止或减少疾病，他曾对他的广陵弟子吴普说过：“人体欲得劳动，但不当使极耳。动摇则谷气得消，血脉流通，病不得生，譬犹户枢终不朽也。”人应该参加劳动，更应重视体育锻炼，他曾创造了“五禽戏”的锻炼方法。可见劳动锻炼与体育锻炼，是祖国医学很早就提倡的。机体的劳动与休息亦应有妥善的安排，适当的休息可以充沛精力，消除疲劳。但是，只顾休息而忽视劳动，筋骨、肌肉、血脉、皮肤得不到锻炼，也可以产生麻木不仁、痹症、痿症等疾患。因此，气功疗法、太极拳等，都是祛病延年的方法之一。

5. 经常沐浴

人们经常沐浴，不仅能清洁皮肤，也可以疏通气血，和畅性情，并能祛逐风寒暑湿等外感病因。我几十年来如一日，不仅坚持起身早，每日静坐一两次，每次 10~15 分钟，且一贯重视沐浴。我深刻地体会到我之所以能这样健康，平素不大发生疾病，不仅与我重视精神、饮食、锻炼等有关，而且与经常沐浴有很大关系。

6. 自创长寿药物

祖国医学认为机体内脏的活动，产生了“精气神”，称之为人生三宝。益精补气养神，实际上是增强内脏的功能活动。此药通过很多人服后的情况观察，虽无返老还童之功，但却具有使人充沛精力，旺盛意志，调节睡眠，消除疲劳及防止早衰的作用。兹将此方介绍于下。

延寿丹

人参三两	黄芪三两	茯苓三两	柏子仁三两
薯蓣三两	干地黄三两	山萸肉三两	远志三两
五味子一两二钱	枣仁三两	何首乌五两	

制法：研极细末，以真蜂蜜为丸，每粒约重五分。

服法：每日早晚各服 1 次，每次 2 粒，以开水化服。

功效：益肾精，补肺气，养心神，治诸虚百损，久服可祛病延年。

（二）任光荣对养生防治的认识

1. 衰老

（1）认识

衰老涉及生命过程的多个领域，包括基因调控障碍、细胞凋亡、自由基损伤等，但根源在于细胞老化。其主要体现在生理性和病理性老化中，这是虚证的背景。随着个体、组织和细胞功能的减退，对环境的适应能力和对致病因子的抵抗能力也会降低，这都会加速衰老。

衰老与肾阴亏损有密切关系，随着年龄的增长，人体功能渐渐衰退，无法有效抵抗外来因素，而且无法保持血液流动顺畅，导致体内病理产物的累积，引发疾病。气血不足和气滞血瘀与衰老和老年病的发生有内在联系。

老年人易患的疾病，中医认为其根本病因是气阴两虚和血瘀。老年人的元气不足，脏腑功能衰退，卫气虚弱，卫外功能低下，开始出现五脏气虚的症状，如少气懒言、神倦无力、自汗、头晕眼花、心悸失眠等。

老年人肾精不足、先后天失调、脏腑虚损、精气神虚损、阴阳失调、气虚血瘀、津液不足都与衰老有着密切关系。根本原因在于脏腑的气化功能失常，气机升降出入无序，导致气血津液输布失常，产生各种病理产物，促使机体的老化。

抗衰老可以从调节脏腑的气化功能入手，使各脏腑气机升降出入有序，气血津液输布畅通无阻，各种病理产物无从产生，从而延缓机体的衰老进程。

任光荣主张以养生的观念对待衰老。首先要了解自己的体质，辨证养生，正确进补。然后要适当运动，保持内心平和。同时，养生要天人相应，顺应自然规律，以维持正常的生命活动。

（2）提出正确的补肾方法

任光荣常用的补肾益寿胶的组方为：人参、珍珠、丹参、灵芝、何首乌、枸杞子、仙灵脾等。其作用为：① 改善神经、内分泌功能，恢复激素正常水平；② 调节免疫功能；③ 清除体内的自由基，延缓衰老过程；④ 增强身体对外界刺激的耐受能力。其适应证为：① 肾虚；② 伴有肾虚的慢性疾病；③ 免疫功能低下与免疫异常；④ 严重外伤、烧伤感染、术后的恢复期治疗、抗辐射作用；⑤ 肿瘤的辅助治疗；⑥ 减少激素的副作用。

除此以外，注重生活卫生保健，包括合理的生活起居、适当的运动与锻炼、合理用药。

2. 老年性痴呆

老年性痴呆是发生在老年期或老年前期的一种慢性进行性退化性疾病，以精神活动和认知功能障碍为主要表现，以大脑萎缩变性为主要病理基础，以老年斑和神经元纤维缠结为病理特点。中医认为“心主神明”，本病可归入中医的“健忘”“郁证”“癫证”等范畴。多从补肾填精、活血化瘀、化痰开窍进行治疗，具有一定疗效。任光荣自创“健忆”胶囊及口服液防治老年性痴呆。“健忆”胶囊由红景天、川芎、银杏叶三药组成，三药在国内研究比较成熟，安全有效。三药组合成“健忆”胶囊对防治老年性痴呆有其深刻的理论依据、实验研究和临床基础。“健忆”口服液以菟丝子、生地黄填滋肾元；远志强智益智，通肾气上达于心；菖蒲入心经，宣窍豁痰以开其闭；丹参一味有补心润燥，活血通络之力；川芎血中气药，与葛根相同，主升清健脑。全方温肾不燥，补中寓升；养血益心，开窍通络（方中丹参和葛根均含黄酮苷，能扩张脑血管，增加血流量）。任光荣在科研中对“健忆”口服液还进行了药理试验和毒性研究，并经多年的临床应用证明本药确有增强记忆、延缓衰老、增加脑组织血流量及防治老年性痴呆的作用，智商记忆分增加者为 82.2%。且毒性低，服用方便，故有着良好的开发应用前景。

3. 胃肠病

任光荣对于胃肠病的夏季保健，提出五法：① 调节心理，适应高温气候变化；② 保证充足的睡眠；③ 饮茶喝粥，防暑保健；④ 注意饮食卫生和安全；⑤ 其他，如适时食用新鲜西瓜能防暑降温，增加水分和各种维生素，利尿解毒。杨梅可有利于肠炎的好转。应把握好水果适当食用的特点，适当食用恰到好处。

任氏中医除了高超的医术，留给后人的还有人文精神的培养和传承的重视，其倡导仁术济世，以人为本，视德艺双馨为医者最高标准，历代门人皆身体力行。浩然公以苍生大医为平生追求，为劳苦大众治病，经常披星戴月出诊，奔波数十里路至病家。若然公，医术精湛，胆识过人，不避凶险，力挽危重沉疴，在广大人民群众中享有很高声誉。继然先生品德高尚，救危济贫，不计名利，声誉卓著，他与扬州当地药店约定，凭他盖有“安乐堂”章的方子，免收药费，由他结算，被扬州百姓爱以“三先生”称之。达然先生，治学严谨，诊病精细，辨证精辟，临机果断，用药精准，活人无数。医之所系，性命相托，“然”字门弟子始终遵循以人为本、仁爱救人、济世救人的行医原则。就诊患者，不分贫富，不论长幼，一视同仁。对待每一位患者，都像对待自己的亲人一样，施以深切的同情和救助。“人命至重，贵于千金”。医者欲普救含灵之苦，除了具备高尚的医德，还要拥有精湛的医术。任氏中医要求业医弟子，精研典籍，勤学不倦，培养严谨认真、一丝不苟的治学品格，临诊治病更是要求胆大心细，灵活周密。任氏中医的人文精神传承至今，依然熠熠生辉。

任氏医案

温病篇

春温 钟明然抄

春温夜余身热谵烦咳嗽，苔黄脉息小数，诊险慎虑昏陷生变。

山栀[1]	法半夏	花粉	海浮石
炒芩	知母	大贝母	茯神苓
生蛤壳	杏仁	橘皮	姜竹茹
鲜桃叶			

春温痰滞之郁身热，自利呕吐，苔黄脉息小数，症属重险，慎虑肢冷昏呃防变。

煨葛根	甘草	橘皮	香连丸
姜汁炒芩	醋半夏	炒枳壳[2]	鲜桃叶
赤芍	茯苓	青皮	

日昨糖糊，今早（音读“照”），一身尽黄，苔黑便秘，春温痰滞之蕴，有逆传昏陷生变多酌。

炒栀子[3]	杏仁	瓜蒌	橘皮
鲜桃叶	炒芩	法半夏	海浮石水炒竹茹
大贝母	南星	生枳实[4]	川郁金[5]

春温痰滞之蕴，阳明壮热烦扰，头项强痛，苔黄黏[6]厚，腑气不通，状况重险虑其昏陷生变。

---

[1] 山栀：原本为山支，按照现行常规表述，改为山栀。下同。
[2] 枳壳：原本为只壳，按照现行常规表述，改为枳壳。下同。
[3] 炒栀子：原本为炒支子，按照现行常规表述，改为炒栀子。下同。
[4] 枳实：原本为只实，按照现行常规表述，改为枳实。下同。
[5] 郁金：原本为玉金，按照现行常规表述，改为郁金。下同。
[6] 黏：原本为粘，按照现行常规表述，改为黏。下同。

炒山栀	益元散	法半夏	通草
大豆卷	炒芩	炒枳壳	伏皮
煨葛根	朴花	赤苓	鲜桃叶

（又）

壮热较减，头项强痛较轻，苔黄黏厚，大便未下，邪滞之蕴阳明，慎虑逆传昏陷。

水炒豆卷	山栀	法半夏	伏皮
炒芩	杏苡仁	通草	摩枳壳
朴花	益元散	赤苓	鲜桃叶

肤热未高，未曾有汗，烦侬苔黏，藹腑气尚未通畅。积滞郁遏阳明，症重尚虑传陷。

炒山栀	蔻仁	连子伏皮	通草
炒香豉	法半夏	摩枳壳	益元散
炒芩	赤苓	蚕沙	鲜桃叶

春温五日，已厥数次，身热谵烦，苔黄黏厚，气急不平，症险慎虑再厥，不转其变。

“栀[1]豉葛根二陈”

炒山栀	炒芩	橘皮	鲜桃叶
香豉	法半夏	摩枳壳	葛根
杏仁	通草		

厥未作，身热如故，咳嗽腹胀便秘，邪滞之蕴太重尚虑闭厥。

山栀	橘皮	葛根	大贝母
鲜桃叶	炒香豉	杏仁	摩枳壳
全瓜蒌	炒芩	法半夏	通草
番泻叶			

卒然神糊，手如筑遗，脉息小数，春温痰热素蔽清窍，来势猛险慎虑猝变（此症头痛若破）。

“加味温胆”

[1] 栀：原本为枝，据文意及现行常规表述，改为栀。

山栀	法半夏	茯苓	姜竹茹
香豉	橘皮	炒枳壳	摩郁金
薄荷	南星曲	大贝母	大片菖蒲
牛黄清心丸			

◎风温

风温夜余身热，气急苔灰，一时惊厥，人小恙情重险，慎虑猝变，多酌高明。

“加味桑菊饮”

桑叶	炒芩	大贝母	橘皮
山栀	杏仁	瓜蒌	海浮石
连翘[1]	竹茹	鲜桃叶	紫雪丹开水服

甫其五月，咳嗽痰鸣，气急不平，苔黏，风温内蕴肺炎之象，形势属险，胡意猝变多酌。

炒山栀	杏仁	橘皮	香豉
法半夏	炒枳壳	射干	大贝母
桔梗	鲜桃叶	白萝卜汁	

风温夹痰，身热夜烦咳嗽，苔黄露赤，气急不平，恙势重险慎虑昏陷生变。

桑叶	法半夏	橘皮	射干
山栀	大贝母	炒枳壳	杏仁
炒芩	海浮石	鲜桃叶	

抽厥数日未转，喉中痰声如锯，身热苔黄，风温夹痰之壅肺胃，危险已极，将有剧变，迅请高明挽回。

桑叶	丹皮	橘皮	陈胆星
双钩[2]	大贝母	炒枳壳	水炒竹茹
山栀	石菖蒲	鲜桃叶	

另琥珀抱龙丸石菖蒲煮水送下

[1] 连翘：原本为连乔，按照现行常规表述，改为连翘。下同。
[2] 双钩：原本为双勾，改为双钩，即指钩藤。下同。

风温六日，曾经惊厥数次，咳嗽苔黄口干，人小慎虑猝变。

芦根	山栀	双钩	知母
大贝母	瓜蒌	连翘	赤芍
杏仁	橘皮	炒芩	川通草
鲜桃叶			

葱豉汤：葱白、豆豉。桑叶、滑石、生白芍、芦根。

葱豉汤为湿热初起，开手必用之方，至隐至效，王士雄又加芦根、滑石，透表加桑叶、白芍，以疏肝胆而理风阳，尤为园到，旧本以治春温新邪引动伏邪之症，余谓风温新盛，亦适用之。

——吴锡璜

◎痧回方　痧

痧回身热咳嗽，苔滑咽痛，邪热为蕴肺胃，拟方清化治之。

桑叶	连翘	甘草	山栀[1]
杏仁	桔梗	赤芍	大贝母
生枳壳	鲜桃叶		

痧后暑湿入于肠分，便痢腹膨，苔黏气粗无泪，人小症险，慎虑闭隔生变，多酌高明。

炒芩	香连丸	法半夏	干葛
赤苓	炒枳壳	赤芍	甘草
鲜桃叶			

风热两盛，身热咳嗽苔黏，势虑化痧。

薄荷	煨干葛	桔梗	南山楂[2]
芥穗	杏仁	甘草	研牛子
生枳壳			

身热咳嗽，气粗苔黏，势虑化痧。

薄荷	蝉衣	杏仁	生山楂
鲜笋衣	鲜桃叶	山栀	研牛子

[1] 山栀：原本为山枝，按照现行常规表述，改为山栀。下同。
[2] 山楂：原本为山查，按照现行常规表述，改为山楂。下同。

炒枳壳	通草	香豉	葛根
桔梗			

痧似云段痒甚，肤热苔黏咽红，时邪痰滞之遏，虑其内伏生端。

薄荷	芥穗	研牛子	生山楂
蝉衣	甘草	生枳壳	紫背浮萍
青风藤	桔梗	干葛	加山栀
川通草	赤芍		

肤点渐回，痒势亦减，内热之势尚重，仍虑增剧。

山栀	六一散	生枳壳	鲜桃叶
连翘	通草	赤苓	杏苡仁
大贝母	地骨皮	加银花	鲜生地

痧回身热，不离咳嗽，牙龈漫肿，邪壅肺胃，虑成牙疳。

桑叶	生枳壳	马兜铃	杏仁
炒芩	蒌子	大贝母	法半夏
海浮石	鲜桃叶		

时痧三日，壮热咳嗽气粗，苔黄露赤，口渴腹膨，人小症险，慎虑喘惊生变。

桑叶	连翘	射干	通草
山栀	杏仁	生枳壳	鲜桃叶
赤芍	大贝母		

痧回身热未退，咳嗽苔黏，邪壅肺胃虑喘。

桑叶	赤芍	蒌子	通草
海浮石	山栀	杏仁	生枳壳
鲜桃叶	连翘	大贝母	射干

痧毒遗留牙龈，潮烂咳嗽，苔黄唇焦，状况危险，慎虑昏陷生变。

山栀	桑叶	银花	板蓝根
连翘	瓜蒌	生甘草	鲜芦根
杏仁	知母	大贝母	元明粉

另人中白散搽患

痧经五日，壮热烦扰，毒壅阳明，状险慎虑猝变。

连翘	银花	花粉	鲜生地
鲜芦根	山栀	桑叶	知母
大贝母	鲜荷叶	赤芍	丹皮
炒芩	玉露散	另紫雪丹先服	

痧后咳嗽痰臭，身热不清，邪蕴肺胃虑成肺痈。

生苡仁	杏仁	桔梗	青蒿露
地骨露	生冬瓜瓣[1]	知母	大贝母
生甘草	银花露	鲜芦根	鲜桃叶
桑叶	海浮石		

咳嗽气粗，腹胀便稀，舌干苔黄，乃痧回热退未清，余毒郁遏太阴、阳明，慎虑大喘生变。

银花	赤芍	甘草	生枳壳
连翘	杏仁	桑叶	鲜芦根
炒芩	大贝母		

肤现痧点，身热不解，咳嗽咽红热痛，舌赤苔黄，乃邪郁遏太阴、阳明，拟方透达，症重慎虑痧伏增喘。

薄荷	赤芍	连翘	干桃叶
蝉衣	桔梗	杏仁	冬笋尖
研牛子	橘皮	甘草节	

痧回六日，咳嗽不平痰哮声哑，咽有白腐，一时鼻衄，邪热内伏肺胃，气管支炎虑成喉风（白喉）。

马兜	桑叶	葶苈子[2]	杏仁
粉草	陈茭白	大贝母	海浮石
鲜金果榄			

二日加蒌子，去兜铃；三日加土牛膝[3]根、山栀；四日加方通、连翘，

---

［1］冬瓜瓣：原本为冬瓜办，疑“办”为“瓣”之简写，按照现代用语习惯，改为冬瓜瓣。下同。

［2］葶苈子：原本为葶力子，按照现行常规表述，改为葶苈子。下同。

［3］牛膝：原本为牛夕，按照现行常规表述，改为牛膝。下同。

去葶苈子。

（又）

咽腐渐退，咳嗽声音不扬，舌苔黏厚，邪热内炽，尚虑滋端。

鲜土牛膝根	鲜芦根	鲜桃叶	银花
知母	大贝母	桑叶	连翘
生地	甘草	山栀	丹皮
陈茭白	另锡类散		

痧回毒火内炽，壮热气急不平，鼻煽咽红，状况重险慎虑猝变。

（气管炎）

银花	赤芍	细子芩	花粉
连翘	丹皮	海浮石	鲜桃叶
山栀	桑叶	大贝母	知母
加竹茹	瓜蒌		

痧毒归肺，壮热气急，鼻煽苔黄咽红，便秘，状况险笃，慎虑喘惊猝变。

桑叶	生甘草	赤芍	瓜蒌
鲜桃叶	山栀	银花	知母
大贝母	海浮石	连翘	丹皮
水炒竹茹	加杏仁		

痧回太早，毒火内蕴肺胃，咳嗽声哑气急不平，壮热苔黄咽红，状况险要，慎虑喘闭生惊。

桑叶	银花	细子芩	方通
山栀	射干	杏仁	连翘
大贝母	甘草	鲜桃叶	

（又）

腑气虽通未畅，咳嗽声（哑）[1]，咽红苔黄，痧毒内蕴肺胃，尚虑喘闭。

桑叶	甘草	丹皮	知母

[1] 哑：原本无，据文意补充。

大贝母	山栀	连翘	赤芍
杏仁	银花	瓜蒌	水炒竹茹
鲜桃叶			

时痧未透，身热咳嗽气急，苔黏，势虑痧伏喘闭生变。

薄荷	研牛子	桔梗	笋衣
干葛	杏仁	川通草	鲜桃叶
蝉衣	炒枳壳	山楂	

时痧虽透，身热未退，内烦气急不平，苔黄口干，乃邪热内蕴肺胃，症重慎虑喘闭。

薄荷	甘草	大贝母	方通
炒山楂	连翘	杏仁	生枳壳
赤芍	射干	桔梗	鲜桃叶
加桑叶	山栀	又加银花	

痧有回意，肤热卒退，咳嗽苔薄，邪热内蕴肺胃，应药乃清。

桑叶	炒芩	生甘草	山栀
赤芍	大贝母	鲜桃叶	连翘
银花	方通		

时痧初见壮热烦扰，吐有蛔虫，苔黄口渴，邪滞之郁颇重，痧状闭厥生变。

山栀	薄荷	摩枳壳	炒香豉
蝉衣	通草	鲜桃叶	葛根
研牛子	山楂		

痧毒归肺，壮热气急，痰哮如锯，苔黄咽肿状况险笃，慎虑剧变，迅请高明。

桑叶	银花	大贝母	海浮石
山栀	射干	赤芍	鲜桃叶
连翘	丹皮	甘草	

痧后痰邪内蕴肺胃，咳嗽哮喘不平，肢末欠温，状险慎虑猝变。

桑叶	大贝母	法半夏	海浮石
白萝卜汁	杏仁	火炙苏子	橘皮
葶苈子	马兜铃	茯苓	鲜桃叶
另戈制半夏			

痧回五日，身热未离，适增腹痛，咳嗽舌苔黏黄，邪滞之郁肺胃，虑其喘闭。

杏仁	大贝母	赤皮	炒山楂
山栀	橘皮	枳壳	鲜桃叶
赤芍	法半夏	川楝子	

时痧四日，壮热咳嗽气急不平，苔黄咽红，人小慎虑痧毒归肺喘闭生变。

桑叶	薄荷	大贝母	川通草
山栀	杏仁	枳壳	鲜桃叶
连翘	射干	桔梗	

痧后转痢后重，苔黏，势虑滋端。

炒芩	法半夏	枳壳	干马齿苋
赤芍	新会皮	大贝母	甘草
糖山楂	干桃叶	加茯苓	香连丸

时痧初见，身热咳嗽腹痛苔黏，势虑痧伏生变。

薄荷	杏仁	摩枳壳	笋衣
干葛	研牛子	青皮	鲜桃叶
蝉衣	桔梗	山楂	

痧毒归肺，壮热喘急不平，苔绛唇焦，症险慎虑猝变多酌。

山栀	银花	大贝母	生甘草
香豉	细子芩	杏仁	鲜桃叶
连翘	知母	赤芍	加橘皮
通草			

痧回，邪热内壅肺胃，身热内烦，咳嗽气粗苔黄，腹膨便稀，状况重险慎虑喘惊。

细子芩	连翘	知母	大贝母
赤芍	银花	丹皮	甘草
山栀	地骨露	鲜桃叶	

◎痘

身热六日，痘点散布，朗若稀星。内烦苔黄，邪滞之郁颇重，慎虑化为正痘昏陷，猝变多酌。专科主政。

薄荷	蝉衣	橘皮	山桃
研牛子	生枳壳	香豉	葛根
通草	鲜桃叶	生山楂	

赤痘四日，身热内烦，咽痛苔黄，势虑生枝。

薄荷	赤芍	炒枳壳	山栀
杏仁	甘草	连翘	大贝母
鲜桃叶			

赤痘渐齐，夜热较高，苔黄咽痛虑转正喜。

连翘	大贝母	甘草	方通
赤芍	丹皮	桔梗	鲜桃叶
山栀	薄荷		

天花戴邪，毒热内炽，入于营分，舌绛苔焦，气粗不平。状况险要慎虑猝变。

银花	丹皮	赤芍	法半夏
连翘	大贝母	山栀	海浮石
鲜生地	鲜桃叶		

水痘三日，寒热不清，胸苔黏，头昏，拟方清透之郁退热为始。

薄荷	葛根	橘皮	蝉衣
法半夏	青皮	生山楂	研牛子
生枳壳	甘草		

水花五日，已有回意，身热咳嗽苔白，拟方清化，势虑喘惊。

薄荷	干葛	大贝母	橘皮

赤芍	炒枳壳	甘草	鲜桃叶
杏仁	桔梗		

痘回，毒火内炽，苔黄唇干，肌热纹暗，人小症属重要慎虑喘惊生变。

连翘	赤芍	粉丹皮	甘草
山栀	银花	大贝母	荷叶
加橘皮	海浮石	鲜桃叶	

痘后余气未净，拟方清化。

银花	山栀	地骨皮	甘草
苡仁	连翘	丹皮	小生地
灯心草			

◎邪滞

身热五日，苔黄已宣内烦，间有谵语，脉息滑数，邪滞蕴遏肺胃，状况重险，慎虑昏厥猝变多酌。

炒山栀	法半夏	橘皮	炒香豉
炒芩	摩枳壳	杏仁	大贝母
通草	鲜桃叶	姜竹茹	

身热下利呕恶，苔黏邪滞郁遏，势虑喘闭生端。

煨葛根	香连丸	炒枳壳	炒芩
赤苓	海南子	赤芍	青皮
炒山楂	白扁叶	姜皮	

身热呕吐，便泻苔黏惊乳滞之郁，虑其喘闭生惊多酌。

煨干葛	法半夏	陈皮	赤苓
防风	藿香	六一散	炒枳壳
白扁叶	姜皮		

身热五日，胸痞[1]懊侬呕恶，苔黄黏厚，渴饮不多，邪滞之郁表里，微虑化温传变多酌明哲。

炒山栀	葛根	海南子	茯苓

[1] 胸痞：原文为胸否，按照文意及现行常规表述，改为胸痞。下同。

炒香豉	法半夏	青橘皮	通草
藿梗	砂仁	摩枳壳	摩郁金
姜皮			

身热胸口闷痞懊侬，苔黄黏厚，渴饮不多，邪滞郁遏表里颇重，势虑化温传变，多酌高明。

山栀	葛根	青橘皮	摩枳壳
摩郁金	香豉	朴花	茯苓
通草	藿梗	法半夏	姜皮
鲜桃叶			

昨得战汗后，烦热较减，苔黄黏厚，腑气未通，邪滞之重，尚虑高热生端。

炒芩	杏苡仁	白蔻仁[1]	益元散
法半夏	腹皮	赤苓	通草
炒枳壳	鲜桃叶	蚕沙	

身热暮重，便有蛔虫，苔布灰黄，内烦渴饮，邪滞蕴遏阳明，慎虑传陷猝变。

青蒿	茵陈	益元散	腹皮
山栀	法半夏	赤苓	蚕沙
炒芩	通草	鲜桃叶	

溲通又闭，腹肋皆胀，苔黄黏厚，大便未行，邪滞之蕴三焦，颇为重险，慎虑昏陷猝变。多酌高明。

（温病小便不利，忌淡渗之剂）

茯苓	苍术	炒枳壳	当门子贴肚脐
猪苓	伏皮	通草	蚕沙
滑石	广木香	盘龙草	炒山楂
水葱			

◎ 凉暑

凉暑湿滞交襟，寒热头昏胸痞苔黏，势虑延剧。

---

[1] 蔻仁：原本为扣仁，按照现行常规表述，改为蔻仁。下同。

藿香	苍术	海南子	炒山楂
紫苏	六一散	炒枳壳	白扁叶
葛根	赤苓	六曲	姜皮

凉暑湿滞滞郁，寒热胸痞苔黏，拟方容达。

藿香	法半夏	青皮	南山楂
紫苏	砂仁	海南子	白扁叶
六和曲	赤苓	炒枳壳	

凉暑湿滞滞郁肠胃，胸腹作痛，便稀苔黏，势虑痧闭生端。

藿香	青橘皮	猪苓	广木香
苍术	砂仁	赤苓	生姜
六曲	制半夏	炒枳壳	白扁叶

凉暑痰气交襟，寒热胸痞懊侬，苔黄黏厚，症重势虑痧闭。

煨葛根	法半夏	炒枳壳	温六散
藿梗	黍米	青橘皮	鲜紫苏叶
川连炒茱萸	茯苓	摩郁金 白风水	

凉暑痰气之郁，寒热不清，胸痞气伴不利，势虑痧闭。

姜汁炒山栀	朴花	青皮	六曲
香豉	法半夏	摩枳壳	摩郁金
白扁豆藤	藿梗	茯苓	老苏梗

◎暑邪

素有失血，近感暑邪触发，身热不为汗解，呛咳苔黄无时炎热，势虑血涌滋端。

山栀	侧柏叶	茯苓	青蒿
茜草	生枳壳	杏苡仁	益元散
橘皮	荷叶	加大贝母	鲜桃叶

暑邪化燥，内蕴肺胃，慎虑喘惊生变。

青蒿	赤芍	橘皮	山栀
法半夏	炒枳壳	炒苓	通草
生谷芽	荷叶		

抽搐渐重，神志未朗，苔灰尿赤大便未行，暑邪仍在鸱张，尚虑逆传昏陷猝变多酌。

山栀	桑叶	花粉	石菖蒲
连翘	知母	大贝母	双钩
丹皮	细子芩	水炒竹茹	番泻叶
鲜桃叶	鲜荷梗		

◎ 暑湿

暑湿八日，壮热较减，气急较平，腹胀苔焦，状况仍险切忌猝变。

银花	丹皮	花粉	炒芩
连翘	赤芍	知母	大贝母
玉露散	山栀	生甘草	竹叶心
鲜芦根	鲜荷梗		

暑湿六日，壮热气急，腹膨便稀，肤现赤疹，症险慎虑猝变。

山栀	鸡苏散	大贝母	白通草
银花	炒芩	生枳壳	花粉
连翘	鲜竹叶心	荷梗	次加玉露散
甘草	知母	赤芍	

热度较低，咳嗽气急，苔黄腹膨，暑湿内蕴肺胃，慎虑喘惊。

银花	知母	大贝母	山栀
连翘	赤芍	炒芩	竹茹
花粉	桑叶	甘草	鲜芦根
鲜桃叶	次加青蒿	荷叶	瓜蒌

暑湿险症慎虑猝变。

银花	鸡苏散	赤苓	连翘
炒芩	大贝母	山栀	杏仁
荷梗去刺	鲜竹叶		

◎ 伏暑

伏暑痰滞之郁，胃失通降，胸痞懊侬，呕恶自利苔白，症重慎虑肢冷痧闭生变。

炒枫子	醋半夏	甘草	茱萸炒川连
青橘皮	炒枳壳	淡干姜	茯苓
藿梗	鲜桃叶		

伏暑湿滞之郁，身热胸痞呕恶，苔垢症重慎虑肢麻，痧闭生端。

煨葛根	川连炒茱萸	炒枳壳	紫苏
藿香	青橘皮	六曲	茯苓
白矾炒郁金	白扁叶	荷梗	姜汁

伏暑湿滞之郁，身热胸痞苔垢，势虑延剧。

炒山栀	藿梗	法半夏	炒枳壳
炒香豉	朴花	赤苓	通草
煨葛根	六一散	摩郁金	白扁叶
姜皮			

伏暑九日，身热夜重，烦呕苔黄便秘，症属重险，慎虑昏陷猝变。

山栀	法半夏	生枳实	茯神苓
炒芩	橘皮	通草	水炒竹茹
青蒿	鸡苏散	鲜桃叶	鲜荷梗
加花粉	知母	大贝母	又加瓜蒌

伏暑湿滞之蕴脾胃，吐泻肢麻拘挛，来势颇险，慎虑霍乱转筋猝变，多酌高明。

藿香	六一散	黍米	炒枳壳
青防风	砂仁	醋半夏	六曲
葛根	赤苓	白扁豆	灶心土
加益元散			

伏暑痰滞之蕴，身热迷睡，一时惊撮，势慎猝变多酌高明。

山栀	法半夏	石菖蒲	橘皮
香豉	大贝母	炒芩	双钩
鸡苏散	竹茹	摩枳壳	摩郁金
荷梗	琥珀抱龙丸开水先服		

身热未退，内烦间有谵语，苔黄口渴，脉息滑数，伏暑痰滞，已从热

化，有逆传之象，状况重险慎虑猝变，多酌高明。

“栀芩温胆”

山栀	法半夏	大贝母	竹茹
连翘	六一散	细枳实	橘皮
炒芩	通草	牛黄清心丸开水先服	
杏仁	鲜桃叶		

神志虽清，身热未退，内烦苔黄，间有谵语，脉息滑数，伏暑已从热化，恐有逆传心包猝变。

炒芩	鸡苏散	法半夏	水炒竹茹
连翘	大贝母	橘皮	通草
山栀	花粉	生枳实	鲜桃叶
加知母	瓜蒌		

产经廿余日，气血皆虚，或受伏暑夹以痰滞之遏，表里寒热无汗，胸痞呕恶苔垢，症实人虚，慎虑肢冷昏闭生变，多酌高明。

当归	赤芍	茯苓	炒枳壳
川芎	法半夏	橘皮	粉草
干葛	姜皮		

得汗身热未退，胸痞懊侬，舌苔转黄，渴饮增多，伏暑痰滞之遏，症实人虚，颇为重要，慎虑昏闭生变，多酌高明。

藿梗	法半夏	茯苓	炒芩
橘皮	炒枳壳	通草	黄郁金

身热转重，神志忽然不清，苔黄黏厚，脉息细小，伏暑痰滞之蕴，已现内闭危候，慎虑暴变，多酌高明为要。

山栀	法半夏	炒枳壳	大贝母
炒芩	茯苓	橘皮	黄郁金
石菖蒲	摩玉枢丹先服	鲜桃叶	

恙延候余，身热内烦咳嗽，苔黄口渴，伏暑挟痰之郁肺胃，症险慎虑昏陷猝变多酌。

青蒿	法半夏	杏仁	山栀

瓜蒌	海浮石	炒芩	大贝母
橘皮	鲜桃叶	加炒枳壳	茯苓
荷梗			

产经半月，伏暑乘虚窃发，身热汗少头痛胸痞苔垢，症实人虚，慎虑化湿滋端。

“藿蔻[1]二陈”

藿梗	法半夏	炒枳壳	通草
煨葛根	六一散	青橘皮	姜皮
白蔻仁	茯苓	黄郁金	鲜白扁叶
鲜紫苏叶			

产经廿余日，伏暑痰滞之郁，身热胸痞懊侬不寐，苔黄黏厚，症属重要慎虑昏陷猝变。

藿梗	法半夏	茯苓	葛根
益元散	炒枳壳	青橘皮	黄郁金
通草	白扁叶		

暮夜来热较高，苔黄黏厚咳嗽便稀，伏暑痰滞之蕴，渐从热化转入危险，慎虑昏厥猝变。

山栀	法半夏	大贝母	炒枳壳
炒芩	橘皮	茯苓	杏仁
青蒿	通草	鲜桃叶	

据述重身五月，伏暑湿滞之蕴，身热胸痞呕恶，腹痛下痢后重，症重慎虑胎坠生变多酌。

炒芩	缩砂	藿梗	炒枳壳
川连水炒茱萸	青皮	广木香	糖山楂
赤芍	煨葛根	鲜白扁豆花	鲜马齿苋

伏暑九日，身热胸痞内烦，苔布黏厚，证重慎虑肢冷呃厥生变。

炒山栀	葛根	蔻仁	茯苓
炒香豉	炒芩	法半夏	摩枳壳

---

[1] 蔻：原本为“扣”，据文意改为“蔻”，即白蔻仁之意。

藿梗	白通草	荷梗	白扁豆花

伏暑痰乳郁遏，身热自利，腹膨苔黄，人小证重喘惊。

葛根	法半夏	赤苓	赤芍
六一散	炒芩	藿香	通草
摩枳壳	白扁豆花		

伏暑十余日，烦热夜重，间有谵语，苔黄黏厚，邪滞蕴遏仍在，险途慎虑昏厥。

山栀	法半夏	大贝母	青橘皮
炒芩	瓜蒌	生枳实	姜竹茹
益元散	白通草	摩郁金	鲜桃叶

（又）

热度转高，谵烦苔黄口渴脉数，伏暑痰滞之郁，症重慎虑神昏厥变。

山栀	法半夏	瓜蒌	茯神苓
炒芩	知母	大贝母	生枳实
橘皮	鸡苏散	姜竹茹	荷梗

大头火暑热内蕴，肺胃身热，内烦咳嗽，苔黄证重，慎虑昏陷。

炒芩	瓜蒌	法半夏	水炒竹茹
杏仁	橘皮	炒枳壳	海浮石
山栀	大贝母	鲜桃叶	加花粉
知母			

（小孩）身热未退，昨夜神糊，苔黄黏厚，伏暑痰滞之郁蒙闭清窍，危险万分，慎虑猝变。

炒山栀	姜汁炒芩	南星曲	橘皮
炒香豉	法半夏	大贝母	摩郁金
姜竹茹	石菖蒲	荷梗	小儿回生丹

伏暑湿滞之遏，表里身热，胸痞懊侬，苔黄未宣，状况不轻，慎虑逆传昏陷。

山栀	藿梗	益元散	赤苓
水炒豆卷	朴水炒芩	摩枳壳	伏皮

葛根	法半夏	蔻米[1]	川通草
鲜荷梗	鲜紫苏叶	南山楂	

身热胸痞，腹痛便痢，苔布黏厚，伏暑湿滞之郁表里，势虑生端。

炒芩	法半夏	益元散	海南子
朴花	赤苓	通草	摩枳壳
藿梗	鲜桃叶		

身热三日，呕恶自利苔黄，伏暑痰滞之郁，人小症重，慎虑喘闭生变。

煨葛根	法半夏	赤苓	摩枳壳
炒芩	六一散	陈皮	青防风
藿香	白扁叶	荷梗	

伏暑痰滞之郁，自利呕恶，肢末不温，苔黄气喘纹暗，人小慎虑昏闭。

赤芍	山栀	法半夏	川通草
炒芩	姜川连	橘皮	荷梗
青蒿	茯苓		

产经三月，气血未复，伏暑乘虚窃发，身热胸痞，苔黄露赤，脉息细小，形势险笃，慎虑昏陷生变。

炒芩	茵陈	橘皮	青蒿
法半夏	炒枳壳	山栀	茯神苓
川通草	荷梗		

伏暑痰水交襟，势虑肢冷痧闭。

藿香	温六散	砂仁	摩郁金白风水
紫苏	法半夏	茯苓	青橘皮
葛根	炒枳壳	六和曲	白扁豆藤
灶心土			

伏暑痰滞之郁，身热四肢不温腹膨，苔黄黏厚，语谵，慎虑喘惊。

青蒿	法半夏	橘皮	通草
山栀	葱白	赤苓	摩枳壳

[1] 蔻米：原本为扣米，按照现行常规表述，改为蔻米。下同。

炒芩	鲜桃叶	甘露消毒散	

伏暑痰滞之郁，身热内烦，苔黄口渴，便稀，症险慎虑昏陷生变。

藿梗	法半夏	益元散	伏皮
炒芩	蔻仁	赤苓	炒枳壳
葛根	荷梗	白扁豆花	

◎痢

于阴而寒热烦，屡发之疾起痢病，与涩火卑淫，湿热流注，两成痛痹泄泻，疏利过当中吾不复，多伴脾劳。

痢与泄泻，其病不同，其治亦异。泄泻多由寒湿，寒则宜温，湿则宜燥也；痢多成于湿热，热则宜清，湿则宜利也。然泄泻有热症，毕竟寒亦于热；痢病亦有寒症，毕竟热多于寒。是以泄泻经久必伤于阳而腹胀喘满，立变生痢病，经久必损。痢疾分寒热虚实，寒法以理乎真人养脏，热治以当归芍药汤、白头翁汤、香连丸，时痢治以仓廪汤，噤口治以参连开噤散。

下痢红白，里急后重，苔布黏厚，间有呕恶，暑湿痰滞之郁，慎虑闭厥生变。

葛根	法半夏	摩槟榔	青防风
赤苓	炒枳壳	川连水炒吴茱萸	青皮
广木香	紫白扁豆花	糖山楂	

痢少，里急后重未深，曲肠之为病，慎虑生端。

川连水炒木香	青皮	海南子	当归
炒枳壳	摩台乌	上油桂	藿梗
糖山楂	败酱草		

腹痛便痢，后重异常，曲肠为病，势虑滋端。

川连水炒木香	炒枳壳	糖山楂	炒芩
赤苓	槟榔	赤芍	甘草
研黑白牵牛，二丑末		干马齿苋	加生军
败酱草			

滞下自减，胸痞多呕，痰疾等病，恶其生端。

藿梗	法半夏	炒枳壳	广木香

青橘皮	制台乌	朴花	六曲
炒山楂	生姜		

身热六日，下痢里急后重，苔布黏厚，暑湿滞之郁表里，势虑闭厥。

煨葛根	香连丸	赤苓	红白扁豆花
炒芩	炒枳壳	摩槟榔	姜皮
赤芍	青皮	糖山楂	

下痢红白，里急后重，暑湿深入曲肠，以致高年外宜。

川朴	炒芩	藿梗	炒枳壳
赤苓	鲜马齿苋	赤芍	法半夏
砂仁	糖山楂	香连丸	青橘皮
摩槟榔	紫白扁豆花	而有药特灵	

身热自利，腹膨苔黏，暑湿痰滞之郁，虑其喘惊。

煨葛根	法半夏	青皮	荷梗
藿香	六一散	炒山楂	紫苏
摩枳壳	摩槟榔	白扁豆花	加炒芩
山栀	赤芍	香连丸	

滞下里急后重，延今旬外曲肠之为病。

炒芩	砂仁	台乌	糖山楂
赤芍	干葛	青橘皮	干马齿苋
川连水炒木香	海南片		

滞下红白，里急后重，邪滞弥留曲肠，势虑生端。

煨干葛	川连水炒木香	赤苓	红糖水炒山楂
炒芩	摩槟榔	干台乌	干马齿苋
赤芍	炒枳壳	青皮	

滞下次数较减，里急尚重，仍虑滋端。

炒芩	赤苓	当归	青橘皮
紫白扁豆花	赤芍	川连	肉桂
红曲	荷梗	藿梗	广木香
炒枳壳	糖山楂		

赤白痢里急后重，胸痞呕恶，暑湿深入曲肠，慎虑滋端。

赤芍	川连水炒木香	茯苓	糖山楂
鲜马齿苋	姜汁炒芩	制半夏	摩槟榔
紫白扁豆花	煨干葛	青橘皮	台乌
加当归	油桂	香连丸	

赤白痢里急后重，不思纳谷，暑湿深入肠胃，势难迅图。

藿梗	制半夏	广木香	糖山楂
煨蔞	砂仁	苍术	炒枳壳
煨葛根	赤苓	制台乌	加炒芩
白头翁	赤芍	炒红曲	香连丸
紫白扁豆花			

休息痢已适病月外，脾肾皆亏，形瘦脉微，恐难收效。

南沙参	当归	禹余粮	粉草
天生术	肉桂	赤石脂	陈仓米
炒白芍	诃子肉	香连丸	

肠澼有日，肛坠脉数，拟方缓图。

炒芩	煨葛根	炒枳壳	煨蔞
赤芍	诃子肉	糖山楂	红枣
香连丸	粉甘草	砂仁水炒白术	

◎温邪

温邪十余日，身热内烦，谵语咳嗽，苔黄渴饮。脉息小数，状险慎虑昏厥猝变，多酌高明。

（叶氏云“湿热治肺，寒湿治脾”。洵为治湿之良，至于用方选药，应以苦辛温治寒湿，苦辛寒治热湿。）

山栀	法半夏	炒枳壳	青蒿
大贝母	通草	杏仁	橘皮
海浮石	鲜桃叶		

谵语渐平，肤热亦减，惟腑气未通，苔布灰黄，脉息不静，温邪痰滞之郁太重，尚虑逆传神昏陷变多酌。

"栀苓温胆"

炒芩	法半夏	通草	茯神苓
山栀	瓜蒌	枳实	姜汁炒竹茹
杏仁	大贝母	鲜桃叶	加枳壳
橘皮			

温邪旬外，气阴交伤，神糊苔绛，喘息不平，脉息若有若无，状况治要本不立方，因再恳求拟方，尽力挽回而邀天相。

麦冬	花粉	水炒竹茹	细子芩
元参	知母	大贝母	茯苓
海浮石	甘草	荷叶	石菖蒲

温邪七日，身热内烦谵语，苔黄黏厚，大便欲解未下，阳明大症极为重险，慎虑昏陷猝变，多酌高明。

山桃	法半夏	大贝母	通草
炒芩	瓜蒌	枳实	橘皮
杏仁	姜汁炒竹茹	番泻叶	鲜桃叶

温邪化热，气阴受灼，苔绛唇干，烦呕，脉息小数，状况险要，慎虑昏糊陷变，多酌高明。

山栀	细子芩	上川连	知母
大贝母	赤芍	法半夏	花粉
生枳实	茯神苓	姜炒竹茹	橘皮
鲜桃叶			

温邪十余日，潮热胸痞，苔绛内烦，脉息小数，状况重险，慎虑神昏陷变，多酌。

青蒿	法半夏	炒芩	细枳实
山栀	橘皮	六一散	瓜蒌
赤芍	姜竹茹	通草	鲜桃叶
加枳壳	益元散	茯神苓	

温邪痰滞之蕴，壮热烦侬，苔黄，脉息小数，症属重险，慎虑昏陷猝变，多酌。

山栀	法半夏	炒枳壳	炒芩

橘皮	通草	益元散	茯苓
黄郁金	荷梗		

温邪候外，壮热烦扰，间有谵语，苔黄黏厚，颊车漫肿，脉息滑数，状况险要慎虑神糊防变。

山栀	法半夏	生枳壳	海浮石
连翘	炒芩	杏仁	水炒竹茹
鸡苏散	大贝母	瓜蒌	鲜桃叶

温邪候余，身热烦侬，呕恶自利，苔黄黏厚，脉息小数，症重慎虑昏陷生变。

山栀	川连	通草	水炒竹茹
炒芩	淡干姜	橘皮	鲜桃叶
益元散	法半夏	炒枳壳	

邪从热化，内蕴阳明，苔黑起刺，烦热呕恶。据述重身五月，状况危险，慎虑胎堕昏陷生变。

山栀心	细子芩	生枳壳	麦冬心
花粉	赤芍	连翘心	知母
水炒竹茹	鲜青蒿	鲜荷梗	

停诊四日，热度转高，内积咳嗽，苔黄，温邪内蕴肺胃，症重慎虑昏陷生变。

山栀	法半夏	炒枳壳	姜汁炒竹茹
炒芩	瓜蒌	茯神苓	鲜桃叶
杏仁	大贝母	橘皮	次加海浮石
川通草			

温邪六日，身热咳嗽，苔黄腹膨，气桶，人小症重慎虑喘惊。

山栀	连翘	大贝母	炒枳壳
鲜桃叶	炒芩	法半夏	杏仁
通草	赤芍	瓜蒌	射干
加青蒿	花粉		

恙延一年外，体温夜甚于昼，内烦胸痞，呕恶舌赤苔薄，脉息小数，

温邪内蕴，阳明颇虑肢冷昏陷生变。

炒桃子	法半夏	青皮	鲜桃叶
炒川连	炒枳壳	橘皮	瓜蒌
茯神苓	炒竹茹	加赤芍	花粉
知母	炒芩	连翘	

（又）

体温较低，舌赤有似脉，肝腑秘，脉息小数，温邪耗深之象，尚虑滋变。

连翘心	丹皮	知母	水炒竹茹
麦冬心	炒芩	茯神	鲜荷叶
山栀心	花粉	赤芍	

昨进清化之剂，烦热较减，苔仍灰黑，脉息小数，温邪内蕴阳明，尚虑昏陷。

山栀	法半夏	炒枳壳	连翘
通草	茯神苓	炒竹茹	橘皮
鸡苏散	细子芩	鲜桃叶	鲜荷梗
加川连	瓜蒌	枳实	青蒿

半产两旬外，温邪内蕴肺胃，壮热烦扰，间有谵语咳嗽，苔黄脉息小数，状况重险，慎虑昏陷生变。

青蒿	炒芩	橘皮	茯神苓
山栀	法半夏	炒竹茹	鲜桃叶
赤芍	大贝母		

温邪月外，下痢无度，烦扰，苔黄脉息小数，状况重险，慎虑肢冷昏呃陷变。

炒芩	法半夏	炒枳壳	荷叶梗
赤芍	香连丸	青橘皮	白扁豆花
六一散	赤苓	藿梗	

伏温旬日，身热间有谵语，苔黄黏厚，邪蕴阳明，症重颇虑昏陷。

山栀	法半夏	细枳实	橘皮
川通草	炒芩	瓜蒌	茯神苓

姜竹茹	鲜桃叶	益元散	大贝母

伏温十余日，身热夜甚，神迷内烦谵语，苔黄露赤，耳窍欠聪，脉息小数，状险慎虑昏生变。

连翘心	丹皮	细子芩	橘皮
竹茹	山栀心	花粉	茯神苓
鲜桃叶	知母	麦冬心	大贝母
赤芍			

体温较低，烦渴较平咳嗽，苔黄脉息小数，伏温内蕴肺胃，仍未脱险，慎虑神昏陷变。

山栀心	赤芍	花粉	水炒竹茹
连翘心	细子芩	丹皮	黛蛤散[1]
知母	麦冬心	大贝母	法半夏
鲜桃叶			

邪从热化，苔转灰绛，内烦谵语，脉息小数，状况险要慎虑昏陷。

山栀	赤芍	杏仁	连翘
法半夏	炒枳壳	水炒竹茹	炒芩
知母	大贝母	橘皮	鲜桃叶

内外皆热，咳嗽喘急不平，舌苔黏黄，形瘦脉小，邪热留于肺胃，正气太显，药石恐难图成。

青蒿	桑叶	橘皮	紫苏子
海浮石	赤芍	法半夏	茯苓
鲜桃叶	细子芩	大贝母	杏仁

温邪月余，潮热咳嗽苔黄，耳窍欠聪，脉息滑数，症重慎虑昏陷。

青蒿	炒芩	杏仁	姜竹茹
山栀	法半夏	大贝母	海浮石
赤芍	炒枳壳	橘皮	鲜桃叶

温邪旬日，身热内烦，间有谵语，呕恶自利，四肢欠温。恙势危险慎

[1] 黛蛤散：方药名，以青黛、蛤壳两味药，粉碎成细粉，过筛，混匀，即得。原本为蛤黛散，按照现行常规表述，改为黛蛤散，下同。

虑昏陷。

炒芩　法半夏　炒枳壳　黄郁金
赤芍　茯神苓　淡干姜　鲜桃叶
水炙甘草　橘皮　上川连

温邪一旬，烦热谵语，苔黄起刺，大便不行。状况险要慎虑昏陷生变。

山栀　银花　花粉　炒竹茹
连翘　玉露散　法半夏　鲜桃叶
知母　鲜荷梗　赤芍　大贝母
炒芩

温邪五日，已现痉象，颇为危险，慎虑猝变（此症在夏令）。疑暑惊风。

山栀　双钩　大贝母　水炒竹茹
另琥珀抱龙丸　连翘　炒芩　橘皮
鲜桃叶　鲜荷梗　鸡苏散　法半夏
石菖蒲　加玉露散　陈胆星　西瓜翠
瓜蒌　荷叶　竹叶

温邪八日，壮热咳血频频内烦，气急不平，苔黄脉息小数，症属险万分，慎虑猝变。

山栀　知母　大贝母　茜草
水炒竹茹　连翘　玉露散　丹皮
鲜芦根　鲜桃叶　桑叶　花粉
侧柏叶

温邪夹痰之壅肺胃，咳嗽气喘，苔黄内烦谵语脉小。高年症险，将有猝变之虑，多请高明酌服。

炒芩　法半夏　橘皮　白萝卜汁
杏仁　蒌霜　大贝母　鲜桃叶
茯苓　海浮石　生蛤壳

谵烦渐平，苔黄口干痰嗽，大便续行。邪热太重，势虑昏陷。

山栀　知母　大贝母　橘皮

瓦楞子	连翘	法半夏	麾枳实
黛蛤散	炒芩	茯神苓	瓜蒌
鲜桃叶			

神志虽清，苔转干绛，夜烦不寐便秘，脉息滑数。邪势仍在鸱张，不致昏陷为幸。

山栀	知母	大贝母	生枳实
水炒竹茹	炒芩	花粉	杏仁
鲜桃叶	连翘	法半夏	海浮石

邪从热化，内蕴阳明，苔黑起刺，烦热呕恶。据述重身五月，症属重险，慎虑烧胎昏糊陷变。

山栀心	细子芩	生蛤壳	鲜青蒿
麦冬心	花粉	炒竹茹	鲜荷梗
连翘心	知母	赤芍	

温邪旬外，气阴受灼，苔焦无津，身热夜重呛咳，脉息小数。状况已入险途，慎虑昏陷生变。

（津不足者，热邪即易入营，而伏邪由营发出者，亦恒有之。）

连翘心	知母	大贝母	法半夏
生蛤壳	麦冬心	花粉	茯苓
鲜桃叶	山栀心	细子芩	竹茹

温邪旬外，化热入营，鼻衄便血谵烦，苔绛脉息鼓指不平，状况仍未越险，尚感神昏陷变。

（用白虎汤必仿雷氏之书去粳米，加鲜芦根、天花粉以透肌表而清，胃热较为速效。）

银花	鲜生地	生石膏	甘草
连翘	知母	丹皮	茯苓
大贝母	赤芍	麦冬心	山栀
水炒竹茹	鲜荷叶	鲜侧柏叶	

◎ 暑湿

身热三日，脘痛呕吐，肤点似疹，苔布黏厚，暑湿痰滞之郁，势虑痧闭生变多酌。

（银翘祛暑方，此方较香薷饮尤为适用。银花、连翘、薄荷、竹叶、甘菊花、冬桑叶、滑石、生甘草、苦杏仁、荷叶、蔓荆子。暑湿症头痛发热，无汗，此伤暑表实，也用银翘祛暑方。）

山栀	法半夏	茯苓	炒吴茱萸川连水
炒香豉	蝉衣	炒枳壳	南山楂
葛根	青橘皮	紫背浮萍	加细枳实
通草			

身热未退，苔黄口渴，自利惊厥一次。势虑再萌生枝，多酌高明。

山栀	法半夏	大贝母	连翘
炒芩	炒枳壳	赤芍	通草
鲜桃叶			

次诊：恙势未退仍请高明酌服，勿谓言之莫预。

加海浮石

半产月外，寒热有汗，胸痞苔黏，口苦，暑湿痰滞之郁表里。慎虑昏陷猝变。

藿梗	炒芩	法半夏	青橘皮
葛根	炒赤芍桂枝水	茯苓	炒枳壳
白蔻仁	甘草	黄郁金	姜皮
红枣去核			

身热未离，传增腹痛，苔黄黏厚，腑气未通，暑湿痰滞之蕴，有化温之局势虑滋端。

山栀	法半夏	茯苓	香豉
朴花	炒枳壳	葛根	青橘皮
通草	姜皮	草山枣	加大腹皮[1]
苦杏仁	鲜桃叶		

寒热胸痞三月，节肿痛舌苔滑腻，暑湿痰滞之郁，势虑生枝。

葛根	苍术	腹皮	防风己

[1] 大腹皮：原本为大伏皮，按照现行常规表述，改为大腹皮。下同。

赤苓	炒枳壳	藿梗	法半夏
青皮	姜皮	六一散	

肤现瘾疹奇痒，脘腹绞痛，身热苔垢，暑湿痰滞之郁。症属重要慎虑滋端多酌。

炒山桃	法半夏	海南子	香豉
薄荷	川连水炒茱萸	葛根	蝉衣
摩枳壳	紫背浮萍	炒山楂	

身热咽痛，两腮漫肿，苔布黏厚，暑湿痰滞郁遏。虑其咽腐生枝。

薄荷	桔梗	生枳壳	山栀
甘草	大贝母	香豉	研牛子
摩金叶榄	陈莱卜英	荷叶边	

寒热牙龈肿痛，胸痞苔黏，暑湿痰滞之郁表里，症重慎虑化温传变。

炒山桃	法半夏	炒枳壳	香豉
茯苓	黄郁金	葛根	青橘皮
炒山楂	白扁豆叶	加藿梗	炒枳实
鲜桃叶			

寒热不清，便痢腹痛后重，苔布黏厚，暑湿积滞之蕴表里，势虑生端。

煨葛根	朴花	海南子	糖山楂
藿梗	广木香	赤苓	炒枳壳
紫苏	青皮	紫白扁豆花	姜皮

身热五日有余不解，苔垢未变，面色黄板者，系湿重极暑势虑滋端。

藿香	法半夏	伏皮	炒山楂
葛根	赤苓	六曲	摩枳壳
川朴	炒苓	通草	姜皮
荷梗			

身热自利，呕恶苔黏，腹膨，暑湿乳滞之郁。人小症险慎虑生惊。要紧多酌高明。

炒苓	吴萸水炒川连	通草	赤芍
法半夏	甘露消毒散	煨葛根	赤苓

炒枳壳	白扁豆叶	荷梗	

关节肿痛，身热内烦，苔黄黏厚，暑湿蕴遏阳明，状况重险，慎虑肢冷，昏陷猝变多酌。

山栀	藿梗	滑石	法半夏
水炒豆卷	苡仁	木防己	丝瓜络
杏仁	苍术	蚕沙	鲜桃叶
荷梗	加茯苓	炒枳壳	

暑湿内蕴，三焦烦渴，尽夜无寐，苔黄露赤，脉数。症属险要慎虑昏厥猝。多酌高明。

鸡苏散	法半夏	连翘	茯苓神
山栀	寒水石	炒枳壳	水炒竹茹
炒芩	通草	白扁豆花	荷梗

高热已厥两次，气息不平，苔黄口渴，便痢后重，暑湿痰滞之蕴阳明，颇为危险，慎虑猝变多酌。

鸡苏散	法半夏	大贝母	炒枳壳
山栀	炒芩	通草	赤芍
连翘	香连丸	紫白扁豆花	鲜桃叶
荷梗			

发痧后，暑湿痰气之郁，胸痞腹痛，苔垢。据述血分甫清，势虑生枝。

藿梗	茯苓	炒枳壳	砂仁
青皮	橘皮	六曲	老苏梗
黄郁金	生姜	加法半夏	黍米

壮热无汗，内烦渴喜热饮，此系暑湿蕴遏表里，症重势虑痧闭生变。

山栀	葛根	炒芩	赤苓
香豉	朴花	法半夏	炒山楂
藿梗	通草	荷梗	白扁豆叶

腹鸣便泻呕恶，肢麻苔白，暑湿遏伏脾胃，势虑痧闭生端。

藿香	上广皮	苍术	葛根
法半夏	赤苓	防风	泽泻

六曲	猪苓	六一散	宣木瓜
白扁豆叶	荷梗		

◎暑惊风

暑惊风危险万分，慎虑猝变，多酌高明挽回。

连翘	鸡苏散	炒枳壳	石菖蒲
双钩	橘皮	黄郁金	鲜桃叶
荷梗	另紫雪丹开水先服		

◎霍乱

吐泻齐作，两腿拘挛，脉数，邪滞郁遏阳明，转筋之象。虑其猝变多酌。

藿梗	川连水炒吴萸	青橘皮	宣木瓜
葛根	醋半夏	温六散	防风
紫苏	茯苓块	陈黍米	六曲
姜汁			

吐泻齐作，四肢不温，苔黄内烦脉小，伏暑内蕴阳明，状况危险万分。慎虑猝变多酌高明挽回。

吴萸水炒川连	粉甘草	橘皮	水炒竹茹
淡干姜	醋半夏	炒枳壳	茯苓
六一散	炒栀子	陈黍米	乌梅炭
白扁豆花	另来复丹乂	加荷梗	茯神
藿梗			

吐泻齐作，胸痞烦侬，两腿拘挛，苔黄黏厚，伏暑痰滞之蕴，清浊混淆，以致来势险笃，慎虑肢冷昏闭猝变。

葛根	醋半夏	淡干姜	陈黍米
防风己	茱萸水炒川连	六一散	六曲
藿梗	荷梗	白扁豆花	灶心土

吐泻幸止，胸痞苔垢，伏暑痰滞之蕴，颇虑生枝。

藿梗	法半夏	六曲	砂仁
青橘皮	伏皮	六一散	炒枳壳

茯苓　白扁叶　荷梗　加山栀
白蔻仁　香豉　益元散　杏仁
鲜桃叶

呕吐便泻，苔黏口渴，脉息细小，暑湿遏伏，清浊混淆，虑其痧身转筋猝变。

醋半夏　益元散　茯苓　宣木瓜
黄连　藿梗　煨干葛　淡干姜
陈皮　炒芩　白扁豆花

（又）

呕平泻减懊，苔黄口渴脉小，暑湿深伏，以望化险为幸。

炒芩　法半夏　茯苓　白扁豆花
炒山栀　上川连　陈皮　荷梗
藿梗　淡干姜　粉甘草

次诊转痢。

加赤芍　香连丸　炒枳壳

伏暑痰滞之郁，胸痞呕泻烦侬，苔黄脉小，状况险极，慎虑转筋猝变。

醋半夏　煨干葛　茯苓　六和曲
荷梗　吴萸水炒川连　防风　炒枳壳
宣木瓜　灶心土　淡干姜　藿香
六一散　白扁豆花

呕恶未平，烦侬苔黄，暑湿痰之郁阳明，颇虑传陷生变。

吴萸水炒川连　藿梗　橘皮　炒竹茹
淡干姜　法半夏　炒枳实　鲜桃叶
山栀　茯苓块　黄郁金

呕恶微减，便泻腹鸣，脉息小数，泻盛格阳，恙仍险笃慎虑猝变。

乌梅　甘草　赤芍　茯神苓
宣木瓜　吴萸水炒川连　法半夏　橘皮
西洋参　淡干姜　炒芩　炒黍米

霍乱吐泻齐作，势虑痧闭猝变。

藿梗	法半夏	黍米	灶心土
荷梗	砂仁	左金丸	温六散
白扁豆花	六和曲	茯苓	橘皮
加炒枳壳	六一散		

吐泻齐作，两腿一时拘挛，苔黏，肠胃为病，虑成霍乱转筋猝变。

制半夏	粉甘草	青橘皮	炒竹茹
川连水炒吴萸	干葛	秫米	宣木瓜
淡干姜	乌梅炭	茯苓	鲜桃叶

泻减，吐有蛔虫，烦侬，昼夜无寐，苔黄黏厚，一时两肢麻拘挛，霍乱转筋险症慎虑猝变。

姜炒栀子	川椒水炒乌梅	川楝子	吴萸
茯苓	炒枳壳	上川连	青橘皮
炒竹茹	鲜桃叶		

◎ 伏气

身热七日，胸痞懊侬，苔黄黏厚，伏气痰滞之郁颇为重要，慎虑传陷生变多酌。

炒山栀	葛根	法半夏	炒枳壳
炒香豉	炒苓	赤苓	青橘皮
藿梗	蔻仁	白通草	鲜桃叶

伏气旬外，身热虽减，内烦夜不成寐，苔黄黏厚，腑气未通，肠胃为病，慎虑传陷生变。

炒桃子	老半夏	茯神苓	青橘皮
上川连	瓜蒌	炒枳壳	通草
淡干姜生杵	鲜葱白	摩郁金	鲜桃叶

伏气痰滞之郁胃实外降，胸痞烦侬呕恶，苔黄黏厚，渴饮不多，脉息小滑，状况重要，慎虑肢冷昏呃陷变，多酌高明。

炒桃子	法半夏	炒枳壳	上川连
茯苓	通草	淡干姜生杵	青橘皮
益元散	鲜桃叶		

呕恶肢凉多汗，苔布黏厚，脉息太小，中阳困顿，胃失升降，以致状况险要，慎虑猝变多酌。

附片	老半夏	上广皮	上川连
陈黍米	茯苓	甘草	淡干姜
炒枳壳	灶心土先煎代水		

伏气十余日，肺胃两降失常，身热呃逆不平，苔黄黏厚，症属重险，慎虑肢冷昏闭猝变。多酌高明。

炒桃子	甘草	橘皮	射干
川连	法半夏	竹茹	黄郁金
淡干姜	干柿蒂	茯神苓	加葱白
瓜蒌	杏仁	枳实	
另刀豆子淘汁代茶		鲜桃叶	

夜热虽减，呃逆不平，苔黄黏厚，渴饮不多，伏气痰滞之郁肺胃，状况重要，慎虑肢冷昏陷猝变，多酌高明。

炒桃子	橘皮	干柿蒂	杏仁
茯苓	姜炒竹茹	射干	法半夏
通草	黄郁金	紫石英	加大贝母
鲜桃叶			

邪从热化，内蕴肺胃，身热谵烦，竟夜无寐，咳嗽苔黄，脉息滑数，慎虑逆传神昏陷变。多酌。

山栀	法半夏	大贝母	橘皮
炒芩	瓜蒌	茯神苓	竹茹
杏仁	生枳实	鲜桃叶	

伏气暑湿痰滞之郁，表里身热懊侬，竟夜无寐，苔黄黏厚，溲热便稀，症属重险。慎虑昏陷猝变多酌。

炒山栀	白蔻仁	法半夏	茯苓
香豉	煨葛根	炒芩	益元散
藿梗	炒枳壳	通草	摩郁金
鲜荷梗			

呃逆未平，暑湿内烦，苔黄黏厚，伏气痰滞之郁阳明，状况险要，慎

虑肢冷昏陷猝变。

山栀　射干　橘皮　炒枳壳
炒芩　大贝母　法半夏　竹茹
杏仁　干柿蒂　鲜桃叶

次诊：转来咳血更外壮热。

加青蒿　桑叶　茜草　荷叶络
侧柏叶

恙延旬余，身热胸痞腹胀，苔黄黏厚，伏气偏重于湿，慎虑肢冷昏呃陷变，多酌高明。

茵陈　六一散　茯苓　伏皮
苍术　猪苓　蚕沙　炒枳壳
通草　橘皮　四角草　鲜桃叶

重身八月，伏气因感而发，身热胸痞烦侬，苔黄黏厚，症重慎虑胎堕猝变多酌。

炒山栀　煨葛根　青橘皮　炒枳壳
炒香豉　炒芩　松仁　茯苓
藿梗　通草　荷梗

伏气夹痰之郁肺胃，身热咳嗽哮喘，苔黏症重，慎虑喘糊猝变。

炒山栀　大贝母　橘皮　炒枳壳
炒芩　法半夏　茯苓　姜竹茹
杏仁　通草　海浮石　鲜桃叶

伏气反复已经数日，身热胸痞呕恶，苔黄黏厚，体虚脉小，恙情险要万分，慎虑肢冷神昏陷变多酌，高明勿谓言之莫预。

姜汁炒栀子　法半夏　橘皮　吴萸水炒赤芍
茯苓　炒枳壳　粉甘草　黄郁金

伏气挟痰之蕴阳明，暮热内烦，苔黄口干，脉息小数，高年谵险，慎虑昏陷生变。多酌。

青蒿　草果水炒知母　茯神苓　炒枳壳
山栀　法半夏　鸡苏散　竹茹

炒芩	通草	鲜桃叶	荷梗
加花粉	玉露散		

入暮风热，神志不清，苔黄露赤，腑气未通，伏气内蕴阳明，高年症险，慎虑昏陷生变多酌。

青蒿	大贝母	草果水炒知母	法半夏
山栀	花粉	玉露散	茯神
细子芩	炒枳壳	通草	鲜桃叶
荷梗			

大头火，肿势漫延，身热咳嗽苔黄，腑秘症重，慎虑昏陷生变。

（普济消毒饮）

桑叶	杏仁	薄荷	桔梗
山栀	赤芍	板蓝根	甘草
炒芩	连翘	大贝母	鲜桃叶

大头火已经四日，烦热时轻时重，苔黄黏厚，腑气未通，脉息滑数，邪滞之郁阳明，证险慎虑昏陷生变。

桑叶	知母	大贝母	细枳实
通草	山栀	瓜蒌	生甘草
竹茹	连翘	炒芩	杏仁
鲜桃叶	荷叶		

大头火赤肿渐消，烦热渐平，苔黄黏厚，大便数解不下，邪滞之蕴阳明，逐步应药为幸。

桑叶	炒芩	杏仁	风化硝蜜汁和服
山栀	大贝母	炒枳壳	连翘
瓜蒌	茯苓	生甘草	鲜桃叶
荷叶			

◎疟

转来寒热类疟，胸痞苔垢，邪滞郁遏表里，势虑滋端。

炒芩草果水	藿梗	朴花	炒枳壳
柴胡	法半夏	赤苓	腹皮

煨葛根	通草	姜皮	

三日疟多时，中阳失运，拟方兼理。

炒柴胡	粉甘草	炒枳壳	煨姜
桂枝	砂仁	青橘皮	红枣
赤芍	半夏	赤苓	

寒热类疟，胸痞苔垢，表里之为病，势虑延剧。

炒柴胡	朴花	伏皮	炒山楂
干葛	法半夏	炒枳壳	煨姜
藿梗	茯苓	青橘皮	红枣

转增腹痛，寒热不清，表里合病，延虑增剧。

柴胡	甘草	金铃皮	山楂
煨干葛	香附	醋炒元胡索	淡姜渣
炒赤芍	砂仁	天台乌	红枣

疟久中阳不运，拟方和解宣化。

柴胡	青皮	炒枳实	煨草果
煨姜	桂枝	甘草	赤苓
法半夏	红枣	赤芍	砂仁
苍术	加川朴	伏皮	姜炒苓
藿梗	蒌皮		

邪传少阳，寒热来时无定，咳嗽胸痞，苔黄黏厚，病后元体勿以成视。

炒柴胡	茯苓	蔻仁	法半夏
赤芍	藿梗	川郁金	炒枳壳
粉甘草	姜炒苓	青橘皮	姜皮

（右）夜热数月，一时呛咳，苔布黏厚，肝木失调，甚为怯焦。

炒栀子	青蒿	茯苓	姜皮
柴胡水炒赤芍	法半夏	炒枳壳	煨干葛
橘皮	甘草	加炒苓	蔻仁
红枣			

（又）

暮热有汗较减，苔布黏厚，肝旺血虚之体，表里失调，以致势虑滋端。

煨葛根	法半夏	茯苓	煨姜皮
柴胡炒赤芍	粉甘草	炒山楂	红枣
青蒿			

（又）

肤热时轻时重，一时出汗，苔布黏厚，小溲浑黄，脉缓，邪滞之郁表里，虑其生枝。

青蒿	法半夏	炒枳壳	姜皮
柴胡水炒赤芍	橘皮	黄郁金	红枣
煨干葛	茯苓	甘草	

◎伏邪

伏邪旬日，身热昼轻夜重，咳嗽苔黄，胸痞腑气未通，症属重险，慎虑逆传昏陷生变，多酌高明。

山栀	杏仁	法半夏	香豉
益元散	赤苓	炒芩	蔻仁
炒枳壳	鲜桃叶	通草	

伏邪月外，身热内烦，苔黄脉小终苦，慎虑神昏陷变。

山桃	赤芍	川通草	炒芩
法半夏	炒枳壳	青蒿	橘皮
茯苓	鲜桃叶	黄郁金	

邪陷心胞，神糊苔绛，脉息似有若无，危险已达极点，将有暴变之虑，多酌高明。

石菖蒲	法半夏	姜炒竹茹	山栀
连翘	炒芩	海浮石	知母
大贝母	橘皮	花粉	另紫雪丹
鲜桃叶			

（周六）伏邪因或而发壮热烦侬，苔黄黏厚，呕恶，脉小，症属重险，慎虑昏陷猝变多酌。

炒山栀	藿梗	青橘皮	炒枳壳

炒香豉	吴萸水炒川连	茯苓	法半夏
益元散	通草	荷梗	加炒芩
蔻仁			

（五 1）据述重身四月，伏邪与痰弥漫清道，神糊似明如昧，苔黄黏厚，状况险要万分，慎虑胎堕，猝变多酌高明。

石菖蒲	茯苓	炒枳壳	大贝母
山栀	橘皮	黄郁金	瓦楞子
炒芩	姜竹茹	海浮石	鲜桃叶
加全瓜蒌	杏仁		

（周 2）身热未退，内烦呕恶，苔黄黏厚，伏邪痰滞之重，慎虑逆传昏陷生变。

山栀	法半夏	益元散	伏皮
炒芩	蔻仁	茯苓	炒枳壳
青蒿	通草	荷梗	

（五 2）神糊已清，苔转灰黄，咳嗽痰缕，重身四月，险象未过，仍虑生端。

山桃	瓜蒌	橘皮	大贝母
炒芩	杏仁	知母	竹茹
连翘	茯苓神	海浮石	鲜桃叶
加生枳壳	黄郁金		

（1）伏邪候余，身热间日轻重，内烦呕恶，苔黄黏厚，症属重险，慎虑昏陷猝变。

炒山栀	法半夏	茯苓	炒枳壳
炒芩	瓜蒌	通草	益元散
青蒿	黄郁金	鲜桃叶	加赤芍
知母	花粉	姜竹茹	大贝母
茯神	又加玉露散		

（2）伏邪旬外，化热入营，舌绛少津，烦热脉息小数，状况危险，慎虑神昏陷变。

知母	山桃心	大贝母	法半夏

赤芍	麦冬心	细子芩	水炒竹茹
丹皮	花粉	连翘心	辰拌茯神苓
荷叶	生谷芽	加青蒿	橘皮

伏邪六日，壮热身痛如被杖击，苔黄黏厚，内烦腑秘，症属重险，慎虑昏陷。

山栀	蔻仁	法半夏	木防己
葛根	姜炒芩	益元散	赤苓
香豉	通草	摩枳壳	蚕沙
鲜桃叶			

身热未退，胸痞懊侬，苔黄未宣，便稀，邪滞之郁，颇虑传陷。

山栀	法半夏	青橘皮	香连丸
川朴炒芩	茯苓	摩枳壳	南山楂
香豉	川通草	鲜桃叶	

恙延日多，脾胃失运，温邪内蕴，以致腹胀不思纳谷，面黄脉微，形瘦苔黄，状况极险，慎虑肢冷昏闭生变。

蚕沙	苍术炭	苡米	橘皮
炒枳壳	六一散	法半夏	建曲
省头草	赤苓	生谷麦芽	干荷叶蒂

伏邪四日，壮热扰烦，苔垢呕吐，胸痞腹胀，脉息小数，状况重险，慎虑昏陷生变。

炒栀子	吴萸水炒川连	法半夏	六一散
炒香豉	淡干姜	茯苓	海南子
藿梗	通草	摩枳壳	荷梗
竹茹			

伏邪五日，烦热呕恶腹胀，苔黄口渴，状况险要，慎虑昏陷生变。

炒栀子	法半夏	淡干姜	青橘皮
炒透香豉	上川连	益元散	赤苓
茯苓	川通草	枳实水炒竹茹	鲜荷梗
鲜桃叶			

半产八日，伏邪乘虚窃发，身热胸痞，苔黏脉小，本虚邪实，颇为重险慎虑猝变。

藿梗　　煨干葛　　茯苓　　青橘皮
蔻仁　　法半夏　　炒枳壳　　黄郁金
青蒿　　姜皮　　六和曲

伏邪月余，身热烦侬呕恶，苔黄黏厚，腑气未通，症重慎虑昏陷。

青蒿　　赤芍　　橘皮　　青皮
山栀　　法半夏　　茯神苓　　炒枳实
炒芩　　姜汁炒竹茹　　鲜桃叶

白痦甫见，身热较退，胸腹痞闷不展，苔布黏黄未宣，伏气之中偏重于湿，以致状险，慎虑昏呃陷变。

川朴炒芩　　制半夏　　茯苓　　摩枳壳
摩郁金　　藿梗　　葱白　　伏皮
川通草　　益元散　　鲜佩兰　　鲜桃叶

次诊。

加山栀　　枳实　　郁金　　瓜蒌
橘皮　　姜炒川连

伏邪系肺胃外降失常，呃逆不平，心烦无寐，苔黄脉息小数，状况险笃，将有猝变之虞，拟方尽人力而邀天相。

炒桃子　　法半夏　　甘柿蒂　　甘草
姜水炒川连　　茯神苓　　姜炒竹茹　　橘皮
紫石英　　鲜桃叶　　炒芩

恙延旬外，初则寒热，继则脘痛呕吐，不能容纳水谷，苔黄黏厚，邪滞之郁，冒失升降，以致症重，慎虑昏呃陷变。

吴茱萸　　制半夏　　茯苓　　川楝子
川连　　川椒七粒同炒乌梅　　制台乌
青橘皮　　淡干姜　　炒竹茹　　炒枳实
榧子肉

伏邪六日，壮热身痛，如被杖击，苔黄黏厚，内烦腑秘，症险，慎虑昏陷生变。

炒山栀	蔻仁	法半夏	摩枳壳
川通草	炒香豉	姜汁炒芩	益元散
赤苓	木防己	葛根	蚕沙
鲜桃叶			

伏邪旬外，身热湿久，胸痞呕恶，苔垢肢麻，势虑昏闭生变。

藿梗	法半夏	伏皮	川通草
姜汁炒芩	茯苓	炒枳壳	炒山楂
蔻仁	青橘皮	黄郁金	鲜桃叶
加小川连	细枳实	淡干姜	栀子

半产三日，伏邪乘益，此烦热无寐，苔黄口渴，恶露不行，患势重险，慎虑昏呃陷变。

当归	泽兰	白薇	姜汁炒竹茹
丹参	香青蒿	炒芩	血琥珀末冲服
赤芍	朱茯神	甘草	加山栀心
川连			

壮热乍作，神志一时不清，苔垢腹膨，此像伏邪痰滞之郁，来势猛烈，慎虑闭厥生变。

炒山栀	青橘皮	摩枳壳	摩郁金
紫降香片	香豉	法半夏	生山楂
藿香	茯苓	海南子	

午后复诊。

益元散	川通草	伏皮	荷梗
炒芩			

伏邪九日，烦热较平，苔黑起刺，腑气未通，邪滞之蕴，不致传陷为幸。

茵陈	法半夏	生枳实	鲜桃叶
青蒿	瓜蒌	益元散	知母
大贝母	通草	炒芩	

次加山栀心	赤芍	荷叶	麦冬心
花粉	生谷麦芽		

伏邪晚发，痰蒙清道，神糊不语，壮热苔垢，症极险要，势虑渐变。(此两案已录于第一册内)

山栀	炒芩	茯苓	姜炒竹茹
香豉	法半夏	橘皮络	石菖蒲
干葛	南星曲	炒枳实	摩玉枢丹

(又)

神志默默类明似昧，苔黄厚腻，便秘脉数，邪滞之郁蒙蔽清窍之象，未能越险，慎虑昏陷猝变。

山栀	法半夏	橘皮	南星曲
姜炒竹茹	连翘	瓜蒌	茯苓
远志水炒石菖蒲		炒芩	大贝母
摩枳壳	摩郁金	鲜桃叶	

身热虽减，呕吐腹痛，苔黄黏厚，腑气未通，邪滞之遏肠胃，颇虑肢冷昏陷生变。

炒芩	青橘皮	炒枳壳	通草
藿梗	赤苓	金铃皮	鲜桃叶
制半夏	川连水炒木香	炒山楂	

身不甚热，呕吐烦侬，苔黏脉四肢欠温，邪滞传肺胃失升降之意，状况险笃，慎虑昏呃陷变。

川连	乌梅	炒枳壳	黄郁金
淡干姜	橘皮	炒竹茹	灶心土
制半夏	茯苓	炒黍米	鲜桃叶

身热候余，内烦吐有蛔虫，苔黄黏厚邪滞之郁阳明，症重慎虑昏陷生变。

炒栀子	左金丸	水炒竹茹	鲜桃叶
香豉	茯苓	炒枳壳	干荷叶
姜汁炒芩	橘皮	乌梅炭	

(又)

身热较减，烦呕时轻时重，苔黄口干，邪热内蕴阳明，据述重身三月外，慎虑昏陷胎堕生变。

山栀	乌梅炭	橘皮	鲜桃叶
炒芩	左金丸	茯神苓	干荷叶
甘草	炒枳壳	炒竹茹	

(又)

烦眩不寐，苔黄口渴，重身三月外，慎虑胎堕昏陷生变。

栀子	乌梅	茯神苓	鲜桃叶
吴萸水炒川连	条芩	橘皮	生甘草
炒竹茹	炒枳壳	加瓜蒌	连翘

(又)

温邪十余日，内蕴阳明，烦呕，竟夜无寐，苔布黏厚灰黄，症重，据述重身三月外，慎虑胎堕生变。

连翘	瓜蒌	橘皮	山栀
川连	炒竹茹	鲜桃叶	炒芩
炒枳壳	茯苓		

◎冬温

冬温八日，身热烦侬，间有谵语咳嗽，苔黄便稀，脉息小数，症险势虑昏陷。

山栀	法半夏	杏仁	海浮石
炒香豉	大贝母	炒枳实	通草
炒芩	茯神苓	橘皮	鲜桃叶

冬温八日，身热昼轻夜剧，内烦间有谵语，左肋作痛，苔黄露赤，状况重险，慎虑昏呃陷变。

青蒿	橘皮络	射干	炒竹茹
山栀	法半夏	枳壳	鲜桃叶
炒芩	茯苓	通草	

冬温五日，身热谵烦，苔黄便稀，症重慎虑昏陷生变。

山栀	法半夏	炒枳壳	姜竹茹
香豉	橘皮	南星曲	摩郁金
炒芩	茯苓	大贝母	鲜桃叶

冬温十余日，身热内烦咳嗽，呕有蛔虫，苔黄黏厚，症险慎虑昏陷生变。

青蒿	法半夏	橘皮	通草
山栀	瓜蒌	生枳实	鲜桃叶
炒芩	大贝母	水炒竹茹	

身热夜重，内烦间有谵语咳嗽，苔黄脉息滑数，冬温痰滞之郁肺胃，应药乃佳。

山栀	法半夏	大贝母	黄郁金
姜竹茹	香豉	炒芩	杏仁
通草	鲜桃叶	射干	橘皮
炒枳壳			

热度较低，语烦不平，咳嗽苔黄，腑气未通，冬温痰滞之蕴肺胃，状况重险，仍虑昏陷生变。

山栀	法半夏	生枳实	海浮石
通草	射干	瓜蒌	杏仁
竹茹	鲜桃叶	炒芩	大贝母
橘皮络			

冬温痰滞之郁，身热胸痞呕恶，苔垢，症重慎虑传陷生变。

炒山栀	葛根	茯苓	川郁金
炒香豉	法半夏	橘皮	通草
杏仁	蔻仁	炒枳壳	鲜桃叶

语烦较平，身热未清，咳嗽痰缕，苔黄腑秘，脉息小数，冬温痰滞之蕴肺胃，症重慎虑昏陷生变。

桑叶	山栀	大贝母	海浮石
白萝卜汁	杏仁	法半夏	橘皮
姜汁竹茹	鲜桃叶	炒芩	瓜蒌
生枳实	通草		

冬温三日，壮热神糊，苔黄脉息小数，状况重险，慎虑昏陷生变。

炒山栀	法半夏	赤苓	石菖蒲
香豉	南星曲	通草	葛根
橘皮	摩枳壳	摩郁金	鲜桃叶

肤热较低，转增大头天行，咳嗽苔黄脉息小数，冬温夹痰之郁肺胃，症险慎虑神昏传变。

桑叶	连翘	桔梗	甘菊
山栀	杏仁	甘草	鲜桃叶
炒芩	大贝母	薄荷	

恙延六日，壮热有汗，胸痞烦侬，苔黄黏厚，冬温蕴遏阳明，症极险笃，慎虑昏陷生变。

姜汁炒芩	法半夏	炒枳壳	摩郁金
杏仁	橘皮	大贝母	鲜桃叶
鲜薤白	茯神苓	通草	

冬温九日，烦热较减，腹痛便有蛔虫，苔黄黏厚，邪滞尚重，仍虑闭厥。

炒栀子	瓜蒌	海南子	川楝子
鲜桃叶	茱萸	赤苓	摩枳实
炒山楂	水炒川连	通草	炒芩
加蒌子	使君子		

冬温痰滞之蕴阳明，身热内烦，咯痰带血，苔黄脉数，症重慎虑昏陷生变。

山栀	法半夏	生枳实	川通草
鲜侧柏	鲜桃叶	赤芍	瓜蒌
橘皮	炒芩	大贝母	水炒竹茹
白茅根			

热度较低，烦渴较平，苔黄黏厚，耳窍欠聪，冬温痰滞之蕴颇虑昏陷。

连翘心	赤芍	瓜蒌	海浮石
鲜桃叶	山栀	知母	大贝母

炒枳壳	水炒竹茹	炒芩	法半夏
上川连			

冬温七日，身热夜重，腹痛吐便均有蛔虫，苔黄黏厚，症险慎虑昏陷生变。

炒山栀子	瓜蒌	川楝子	摩青皮
茱萸	细枳实	川通草	上川连
赤苓	炒芩	鲜桃叶	

咳嗽哮喘，身热苔黄，口渴邪热与痰之蕴肺胃，势虑喘糊生变。

炒山栀	桑皮	橘皮	大贝母
鲜桃叶	香豉	射干	炒芩
通草	杏仁	法半夏	蒌子
白萝卜汁	加瓜蒌	海浮石	

入夜高热内烦，苔黄黏厚，唇干呛咳，脉息小数，冬温痰滞之蕴肺胃，症重慎虑昏陷生变。

青蒿	生枳实	杏仁	橘皮
鲜桃叶	山栀	炒芩	瓜蒌
姜竹茹	赤芍	法半夏	大贝母

苔黄已宣，身热内烦，间有谵语，咳嗽唇焦，正便未解，冬温痰滞之蕴肺胃，症属重险，慎虑昏陷生变。

山栀	法半夏	朱茯神苓[1]	海浮石
杏仁	橘皮	炒枳壳	炒芩
大贝母	姜竹茹	通草	鲜桃叶

[1] 朱茯神苓：原本为珠茯神苓，按照现行常规表述，改为朱茯神苓，即朱砂拌炒茯苓、茯神。下同。

◎ 血症

咳血陆续已经四月，寒热不清，风热内伏，肺胃兼以努力伤络，以致势虑血涌生枝。

粉丹皮	侧柏叶	杏仁	炒桃叶
黑山栀	茜草	生苡仁	荷叶筋
桑叶络	象贝母	摩参三七	干藕节

咯血陆续不断已经月外，此系热灼阳络所致，天气炎热，势虑血涌昏晕生端。

桑叶	侧柏叶	煅花蕊石	川牛膝
山栀	茜草	鲜生地	荷叶络
粉丹皮	蒲黄炭	摩参三七兑	鲜藕节
次加浙贝母	鲜桃叶络		

五日前失红七八口，胸脘闷痛，肝热灼利阳络，势虑昏晕生端。

生白芍	粉丹皮	橘络	桑叶络
侧柏叶	旋覆花[1]	山栀	蒲黄炭
新绛	藕节炭		

咳嗽见红，风从阳化伤络，势虑血涌昏晕生枝。

桑叶络	侧柏叶	薰百部	杏仁霜
茜草	炙桃叶	象贝母	白前
苡仁	鲜芦根		

天气炎热，热灼阳络，络血时多时少，静养调理为宜。

---

[1] 旋覆花：原本为旋伏花，按照现行常规表述，改为旋覆花。下同。

黑山栀	元参	麦冬	蒲黄炭
丹皮	鲜生地	煅花蕊石	干石斛
大白芍	侧柏叶	茜草	牛膝
鲜藕节			

秋燥入肺，呛咳膜破见红，形瘦损象，不易复元。

白前	紫菀	茯苓	杏仁
款冬花	大力子	水炙苏子	象贝母
薰百部	炙桃叶		

咳嗽肋痛，苔黏见红，肝肺交伤，势虑血涌昏晕。

旋覆花	蜜炙苏子	侧柏叶	新绛
白前	茜草	杏仁	鲜藕节
炒桃叶	生蒲黄	紫降香片	加丹皮
大白芍	煅花蕊石	黑山栀	归须
摩参三七			

努力伤络，络血上溢盈碗，势虑昏晕。

桑叶络	侧柏叶	鲜生地	山栀
茜草	摩参三七	丹皮	浙贝母
干桃叶	鲜藕节	蒲黄炭	加牛膝炭
荷叶			

咳嗽未停，昨因瞋怒膜破见红，损病难治。

桑叶络	象贝母	茜草	白前
甜杏霜	侧柏叶	苍术	款冬花
紫菀	干桃叶		

吐血今止，勿怒以免复来。

粉丹皮	茜草	归须	白茅根
山栀	蒲黄炭	丹参	藕节炭
侧柏叶	大白芍	摩参三七	干桃叶

阳络伤则血外溢，甚外所宜。

桑叶络	侧柏叶	蒲黄炭	藕节炭

黑山栀	茜草	小生地	花蕊石
粉丹皮	白茅根	干石斛	干桃叶

咳伤络，络血又萌，虑其血涌生枝。

桑叶络	白前	茜草	甜杏霜
侧柏叶	白及片	浙贝母	麦冬
炙冬花	干桃叶络	蒸百部	

失血幸止，肝阳上扰，眩晕，心悸，耳鸣，仍虑血来。

干地黄	茵陈	苡米	丹皮
石斛	冬瓜瓣	大白芍	牡蛎
石决明	干荷蒂	鲜芦根	加穞豆衣
茯苓			

咳血四日不止，脉息弦芤，良由肺不伤不咳，络不伤则血不击，势虑血涌昏晕。

桑叶络	侧柏叶	白茅根	粉丹皮
茜草	煅花蕊石	黑山栀	鲜生地
摩参三七	鲜藕节		

阴阳二络皆伤，上吐血下便血，胸痞头晕，苔黏，补剂皆停，势虑昏厥生端。

大白芍	丹参	侧柏叶	藕节炭
左金丸	茯苓	山栀	乌梅炭
橘皮	蒲黄炭	干荷蒂	

咳血盈碗，今则陆续不断，腹按有硬跳动，苔布黏厚，肝肺交伤，势虑血涌昏晕生端。

侧柏叶	桑叶	茜草	摩参三七
山栀	杏仁	大白芍	花蕊石
粉丹皮	象贝母	生蒲黄	藕蒂
鲜桃叶	加干地黄	橘络	

◎ 溺血

溺血茎痛异常，日多难治。

小蓟	木通	山栀	鲜生地
生蒲黄	唐滑石	归须	甘草梢
丹皮	淡竹叶	川牛膝	血琥珀末和服
干藕节	灯芯	通关丸先服	

溲痛带血，难受异常，拟方速图。

小蓟	小生地	川萆薢	石菖蒲
细木通	山栀	淡竹叶	龙胆泻肝丸
甘草梢	丹皮	连翘心	灯芯
加滑石	生军		

溲红带秘已交一日，肝肾交虚，热灼阴水，致拟方缓图。

粉丹皮	龟甲心	山萸肉	泽泻
山栀	盐水炒黄柏	淮山药	淡竹叶
鲜生地	盐水炒知母	茯苓	灯芯

溲血已止，疼痛亦减，大便未行，拟方再从前法加味。

细木通	山栀	生军	车前子
淡竹叶	甘草梢	丹皮	川萆薢
龙胆泻肝丸	滑石	小生地	石菖蒲
灯芯			

溲血制痛努挣，肝失疏泄，气化失常，以致日多难治。

归尾	山栀	细木通	滑石
生蒲黄	赤芍	丹皮	甘草梢
淡竹叶	血琥珀末	银柴胡	鲜生地
小蓟	牛膝炭	鲜藕节	加龙胆草
川萆薢	金铃皮		

经络

湿郁经络，肢麻胯痛，拟方缓图。

苍术	赤苓	泽泻	防己
腹皮	片姜黄	苡仁	猪苓
海桐皮	天仙藤		

血虚肝气入络，腰骶串痛已延多时，拟方缓图。

当归	橘皮络	丝瓜络	威灵仙
天仙藤	仙灵脾	夜交藤	香元络
抚川芎			

湿热入络，两腿软弱，不能步履，二便不利，不易图治。

杏苡仁	防己	伏皮	炒枳壳
苍术	赤苓	蚕沙	通草
滑石	丝瓜络		

肝气入络，络痛无定，拟方缓图。

天仙藤	丝瓜络	当归	佩兰叶
橘络	夜交藤	白芍	

◎脾

疟后伤脾，纳谷不运，致令脘闷且胀，势有单腹之虑。

苍术	猪苓	砂仁	茯苓
泽泻	炒山楂	炒枳壳	六曲
陈瓢			

湿困于脾已交一日，近增寒热甚壮宜。

苍术	法半夏	青橘皮	炒柴胡
茯苓	伏皮	煨草果	炒枳壳
藿梗	姜皮	红枣	加砂仁
六曲			

恙久脾胃皆败，甚外所宜。

甜瓜子	干石斛	橘白	苡米
茯苓	甜瓜瓣[1]	干荷叶蒂	生谷麦芽

◎肝胃病

呕吐痰水间带血迹，木郁不达，胃逆所致也，拟此疏肝解郁法。

---

[1] 甜瓜瓣：原本为甜瓜办，疑“办”为“瓣”之简写，按照现代用语习惯，改为甜瓜瓣。下同。

香附	老苏梗	黄郁金	川连水炒吴萸
炒枳壳	佩兰	金橘叶	加六曲

气血皆虚，适增肝胃两逆，腹痛呕吐带有紫血，形体消瘦，不易治之。

吴萸	新会皮	青皮	大白芍
当归	秫米	生姜	

胸痞气促，前已吐红一次，肝胃交病，势虑再萌昏晕生变。

吴萸	煅代赭石	天台乌	新会皮
炒白芍	制半夏	沉香	紫降香片
旋覆花	大红茶花	加黄郁金	砂仁
金橘饼	制香附	六曲	

胸次未展，苔白呕吐，肝胃为病，延外壮宜。

紫苏梗	茯苓	炒枳实	川连水炒吴萸
炒黍米	黄郁金	制半夏	青橘皮
姜汁炒竹茹	醋坛头泥		

◎损怯营卫

咳嗽日多，入暮蒸热，形瘦便溏，损象已著外，易治之。

青蒿	粉甘草	橘白	鳖甲
法半夏	于冬术	白芍	茯苓
红枣	姜皮		

咳嗽日多，营卫皆虚，寒热腹痛便泻，形体消瘦，上损过脾，不易图治。

炒白芍	款冬花	法半夏	粉草
紫菀	陈皮	白前	白薇
茯苓	旋覆花	生姜	红枣
加青蒿	杏苡仁		

咳嗽日多，气阴交伤，咽痛声嘎，形体消瘦，不易治之。

空沙参	净白前	胖大海	润麦冬
款冬花	云苓	川贝母	紫菀
水炒桃叶			

◎咳嗽

咳嗽日多，胃败不纳，不易疗治。

紫菀	制半夏	款冬花	杏仁
橘红	茯苓	水炙苏子	炒枳壳
旋覆花	炒桃叶		

久咳气阴交虚，将有内闭外脱之虞，速当料理善后事宜。

南沙参	法半夏	橘白	天麦冬
茯苓	甘草	北玉米	象贝母
款冬花	白粳米代水		

液化为痰，咳嗽哮喘，服药虽然较平，无如气阴素虚，仍恐喘闭增剧猝变。

紫菀	百合心	橘皮	款冬
法半夏	甘草	川贝母	云苓
南沙参	炒桃叶		

◎湿邪

湿邪酝酿，气机失运，如寒似热，胸次不畅，舌苔黏厚，拟方以渗湿合芳香治之。

杏仁	猪苓	建曲	蚕沙
白蔻仁	香佩兰	炒枳壳	炒山楂
茯苓	苡仁	黄郁金	加茵陈
苍术	六一散		

湿邪日蕴，脾阳失运，腹胀未汗怯凉，苔布黏厚，雨湿气蒸之候，难于奏效。

苍术	猪苓	六一散	茯苓
泽泻	上广皮	姜皮	红枣去核

弱体脾虚，湿邪内生，肿胀由来，拟方缓图。

白术	茯苓皮	炒枳壳	冬瓜皮
木防己	泽泻	大腹皮	陈瓢
猪苓	广木香	姜皮	

◎ 腰痛

腰痛多时，风寒湿入络所致，难于奏效。

桂枝	大独活	宣木瓜	防风
秦艽	丝瓜络	防己	生苍术
威灵仙	天仙藤	酒炒桑枝	

腰痛乃属寒湿入络所致，拟方速图。

苍术	秦艽	茯苓	木防己
威灵仙	天仙藤	大独活	丝瓜络
川牛膝	酒炒桑枝		

腰痛时紧时松，已交一日，肝肾之为病，不易迅图已。

大独活	防风	防己	川牛膝
桑寄生	酒炒当归	生苍术	秦艽
威灵仙	仙灵脾	酒炒桑枝	通络散
制乳没末	加桂枝	天仙藤	

◎ 便结

便结肚坠，湿滞入于肠分，势难迅效。

煨木香	炒枳壳	郁李仁	炒谷麦芽
缩砂	青皮	火麻仁	皂角子泡去黑皮

湿浊积垢，逗留腹胀，便解维艰，后重权方缓图。

煨木香	炒枳壳	炒山楂	炒谷麦芽
青皮	赤苓	制台乌	

血虚，肠乏濡养，致大便艰难，两腿酸楚，拟方缓图。

当归	新会皮	抚川芎	赤芍
茯神苓	熟地炭	粉草	郁李仁
炒谷麦芽	加酸枣仁		

◎ 呃

呃逆不已，一时呛咳，肝木乘肺，气痰郁结所致，势虑生端。

橘皮	法半夏	黄郁金	炒桃叶

另刀豆子泡汁代茶		姜汁炒竹茹	茯苓
瓦楞子	干柿蒂	水炒枳实	射干
加煅代赭石	旋覆花		

呃逆本止，胸襟未畅，拟方再从前法加味。

橘皮	法半夏	煅代赭石	姜汁炒竹茹
茯苓	旋覆花	干柿蒂	黄郁金
炒枳壳	瓦楞子	水炒桃叶	

◎ 口糜

身热，咽腭生糜，苔黄，腹膨，伏暑痰乳之郁，势虑喘变。

山栀	六一散	生枳壳	赤芍
杏仁	方通	连翘	大贝母
摩金果榄	鲜桃叶		

口糜。

山栀	生苡仁	忍冬藤	连翘
小生地	细木通	甘草	灯芯

◎ 瘕

气瘕移动无常，拟方缓图之。

当归	丹参	金铃皮	青皮络
赤芍	银柴胡	香附	泽兰
元胡索	砂仁	抚川芎	

◎ 肝脾

心悸自怯，眩晕纳少，肝脾两虚，拟方缓图。(产后)

当归	煅牡蛎	秫米	生大白芍
磁石	采龙齿	朱茯神苓	法半夏
新会皮	缩砂	粉甘草	干荷蒂

肝脾不调，胸痞腹胀，面黄足肿，日多难治。

广木香	炒枳壳	木防己	砂仁
白术炭	连皮茯苓	旋覆花	陈皮

六曲	鲜香元皮	煨姜皮	陈瓢

◎飧泄

飧泄日多，不易图之。

炒白术防风水	煨诃子肉	茯苓	苍术
木香	炒枳壳	砂仁	广皮
官桂	煨姜	红枣	陈仓米
加猪苓	泽泻		

◎痰气

咽痛偏右，胸痞苔黏，气痰之郁，延交所宜。

乌扇	炒枳壳	甘草	黄郁金
桔梗	炙桃叶	金橘叶	

咽喉不利，咽纳不爽，气痰之为病，势虑滋端。

乌扇	黄郁金	橘皮	炒枳壳
干桃叶	法半夏	甘草	桔梗
金橘叶	陈莱卜英		

肝胃失调，气痰郁结，胸痞，喉中如有物窒，呕吐酸水，高年延外所宜。

制香附	制半夏	煅代赭石	炒均姜
新会皮	旋覆花	老苏梗	炒枳壳
制台乌	木蝴蝶	绿梅花	金橘叶

◎腹痛

胸腹绞痛，手不能按，气寒郁结，势虑痛厥生变。

香附	制半夏	生蒲黄	吴萸
金铃皮	五灵脂	老苏梗	元胡索
糖山楂	淡姜渣	制台乌	

腹痛左甚于右，便解酱黑，苔黄黏厚，间有呕恶，肠胃为病，症重，慎虑肢冷，昏闭猝变。

炒芩	海南片	茯苓	赤芍
青橘皮	败酱草	川连水炒木香	大炒枳壳

糖山楂　　鲜桃叶　　制台乌

腹右痛甚，肝木失调所变。

金铃子　　吴萸　　炒枳壳　　广木香
元胡索　　青皮　　制台乌　　香橼皮
干金橘叶

腹痛，已经行红三日，胸痞头昏，苔垢，拟方兼理之。

砂仁　　新会皮　　当归　　藿梗
炒枳壳　　抚川芎　　茯苓　　白术炭
黄郁金

腹痛左甚于右，腑秘苔垢，邪滞之郁肠胃之为病，势虑生枝。

山栀　　川楝子　　枳实　　南山楂
吴萸　　青皮　　海南子　　木香

（右）少腹痛甚有梗，气寒之为病，拟方温化治之。

吴萸　　醋炒元胡索　　天台乌　　醋青皮
香附　　金铃皮　　泽兰　　茴香
糖山楂　　淡姜渣

腹痛时紧时松，按之有梗，气寒之为病，延外所宜。

香附　　青皮络　　泽兰　　丹参
苦参皮　　吴萸　　天台乌　　甘草
元胡索　　炮姜

腹痛按之有梗，呕吐苔黏，拟方缓图。

川桂木　　黍米　　炒枳壳　　炒均姜
橘皮　　台乌　　半夏　　茯苓

腹右坚痛，手不可按，此系气寒血滞之传，颇虑肢冷昏呃陷变。

香附　　元胡索　　五灵脂　　青皮
䗪虫　　糖山楂　　金铃皮　　生蒲黄
炮姜炭　　桃仁　　泽兰

产越五十日，腹痛拒按坚硬，苔布黏厚，呕恶，肝胃为病，气滞瘀停之象，症险，慎虑肢冷昏闭。

川连水炒吴萸	法半夏	炒枳壳	生蒲黄
金铃皮	橘皮络	制台乌	五灵脂
元胡索	连络青皮	香附	糖山楂
另松痛丸			

（又）

昨服药后，腹痛幸减，坚硬如故，苔布黏厚，产经五十余日，气滞瘀结，尚虑生枝。

醋元胡索	金铃皮	法半夏	摩台乌
香附	生蒲黄	麸炒枳实	泽兰叶
吴萸	五灵脂	青橘皮	糖山楂

腹痛按之有梗，经不应月，拟方调损痛。

香附	元胡索	五灵脂	天台乌
香橼皮	金铃皮	生蒲黄	泽兰
青皮络	生姜		

腹痛，便有蛔虫，势虑痛厥。

吴萸	芜荑	川楝子	赤苓
川连	炒枳壳	青皮	榧子肉
鹤虱	炒山楂		

腹痛时紧时松，已延多日，转动有碍，气寒为患，难书迅效。

吴萸	青皮络	佩兰叶	天台乌
金铃子	泽兰	香附	九香虫
元胡索	广木香		

寒热较退，腹痛时紧时松，按之痛甚，气滞瘀凝所致，势虑延剧。

炒柴胡	香附	元胡索	五灵脂
安桂心研末和服	赤芍	炮姜炭	生蒲黄
䗪虫	泽兰	水炙甘草	

◎肝阳

耳鸣闻听欠聪，肝阳挟痰上扰，拟方速图。

桑叶	石决明	木通	粉丹皮
石斛	生甘草	山栀	苦丁茶
龙胆泻肝丸	干荷蒂		

肝阳上扰，头痛耳轰，拟方速图。

桑叶	粉丹皮	干石斛	山栀
牡蛎	鲜生地	甘菊瓣[1]	石决明
炒竹茹	龙胆泻肝丸	荷叶边	加大白芍

肝阳挟痰上扰，头昏且晕，呕吐苔黏，延外所宜也。

桑叶	法半夏	炒枳实	双钩
橘皮	水炒竹茹	煨明天麻	茯苓
瓦楞子	生姜	干荷蒂	

◎头痛

头痛已而复作，拟方速图。

"川芎茶调散"

甘菊瓣	防风	炒川芎	僵蚕
桔梗	薄荷	水炒芥穗	香白芷
苦丁茶	荷叶边		

头痛时轻时重，已延日多，因于搽身过度，肝阳上外所致，节劳调养为重。

桑叶	石决明	僵蚕	甘菊瓣
藁本	苦丁茶	石斛	蔓荆子
生甘草	荷叶边		

头痛拟方后图。

苍耳子	藿香	藁本	蔓荆子
薄荷	甘菊瓣	新会皮	法半夏
干荷叶蒂			

头痛未已，拟方从平肝损痛治之。

---

[1] 甘菊瓣：原本为甘菊办，疑"办"为"瓣"之简写，按照现代用语习惯，改为甘菊瓣，下同。

桑叶	藁本	法半夏	干荷蒂
甘菊瓣	蔓荆子	煨明天麻	僵蚕
苦丁茶			

肝阳挟痰上扰，头痛延虑增剧。

桑叶	僵蚕	法半夏	干荷蒂
芥穗	煨明天麻	桔梗	生姜
甘菊瓣	藁本	蔓荆子	

肝阳上升，头痛偏左，似热非热，苔黏纳少，延外所宜。

桑叶	紫苏梗	桔梗	甘菊瓣
僵蚕	甘草	橘皮	茯苓片
荷叶边			

头痛有日，甚非所宜。

僵蚕	芥穗	藁本	甘菊瓣
防风	蔓荆子	桑叶	薄荷
苦丁茶	加香白芷	抚川芎	侯氏黑散

肝阳挟痰上扰，头痛，寒热不清，势虑生枝。

薄荷	芥穗	双钩	甘菊瓣
青防风	煨明天麻	僵蚕	法半夏
干荷叶蒂			

◎鼻渊

鼻渊。

苍耳子	香白芷	桑叶	辛夷
藿香	甘菊瓣	薄荷	生苡仁
苦丁茶	炒桃叶		

肝热上升，头痛，鼻腥涕秽，拟方速图。

桑叶	丹皮	石斛	甘菊瓣
山栀	小生地	水炒竹茹	苍耳子
干荷叶蒂			

◎水肿

肤肿脘闷，苔黏，气水之为患，延外所宜。

制香附	炒枳壳	赤苓	砂仁
法半夏	六曲	苍术	新会皮
炒山楂	姜皮	加藿梗	青橘皮

身热肤肿，咳嗽腹膨，苔黏，风湿郁遏脾肺，虑其喘闭生变。

防己	防风	杏仁	苏子
薏苡仁	煨干葛	炒枳壳	桔梗
法半夏	茯苓	陈皮	姜皮
陈瓢			

风湿相搏，身面候肿，苔黏，延外所宜。

桑皮	防己	防风	苍术炭
茯苓皮	猪苓	泽泻	六一散
冬瓜皮	姜皮	陈瓢	

◎鼻衄

风邪入肺，咳嗽已经鼻衄三次，延外所宜。

桑叶络	象贝母	白茅花	杏仁
桔梗	侧柏叶	水炙苏子	研牛蒡子
鲜桃叶络			

暑热灼于阳络，鼻衄成并身热腹膨，苔黏症重，势虑昏陷生变，多酌高明。

桑叶络	山栀	白茅花	侧柏叶
六一散	苡仁	茜草	干桃叶
荷梗	藕节炭		

偏头痛已经多日，所增鼻衄成饼，风从阳化，势虑衄涌，晕厥生变。

桑叶	干石斛	丹皮	白茅根
山栀	石决明	苡仁	干荷叶蒂
甘菊瓣	牡蛎	侧柏叶	加生地
荷叶筋			

起初鼻衄，继则失血盈碗，面色清癯，阳络已伤，势虑昏晕。

粉丹皮	茯苓	茜草	干石斛
山栀	苡仁	干地黄	干藕节
侧柏叶	生冬瓜子	茵陈	生蒲黄
鲜芦根			

◎消渴

善饮而瘦，小溲频多，消渴状况，势难图成。

北沙参	干石斛	甜瓜瓣	润麦冬
生苡仁	白芍	粉甘草	干荷蒂
鲜芦根	天花粉		

消渴。

生白芍	石斛	甜瓜心瓣	麦冬
生苡仁	干生地	粉甘草	云苓
干荷蒂	鲜芦根	水泛肾气丸	

饮一溲二谓三消。

鲜生地	苡仁	花粉	干石斛
生冬瓜瓣	知母	生甘草	鲜芦根
藕汁和服			

小溲带浊已经多日，善饮形瘦，肾虚消渴，现状不易图治。

枯芩	福泽泻	淮山药	淮牛膝
川黄柏	知母	山萸肉	丹皮
花粉	大熟地	川萆薢	

◎肺痈

肺痈成脓难治。

桑白皮	知母	大贝母	桔梗
细子芩	杏仁	甘草	苏子
银花露	甜葶苈子	地骨露	鲜芦根
鲜藕汁			

肺痈，云门穴痛甚，不易疗治。

桑白皮	桔梗	细子芩	杏仁
生甘草	银花露	苡仁	知母
大贝母	地骨露	乌扇	鲜桃叶
鲜芦根			

咳嗽痰腥，夜热，腹痛便稀，形体消瘦，势成肺痈。

甜杏仁	白前	橘白	生甘草
象贝母	干桃叶	桔梗	云苓片
赤芍	鲜芦根	青蒿露	地骨露
加枯芩			

咳嗽痰腥，薄暮寒热，久延虑成肺痈，难治。

桑叶皮	炒芩	桔梗	生甘草
紫支霜	杏苡仁	知母	大贝母
青蒿	茯苓	鲜桃叶	鲜芦根
加蒌子	海浮石		

◎便泻

湿胜濡泻，腹胀，小溲不利，纳谷欠香，延外所宜。

苍术	猪苓	广皮	赤苓
泽泻	广木香	砂仁	法半夏
炒枳壳	生姜	六一散	

便泻，腹中鸣响如有水声，脾阳不运，日期已久，不易图治。

秋石水炒后附片		茯苓	当归
白术	肉桂拌炒赤芍	粉甘草	煨姜
红枣			

腹鸣如有水状，便泻肚坠，此肠分失调，拟方缓图。

当归	炒赤芍	上广皮	怀山药
煨诃子肉	土炒白术	樗白皮	上油桂
砂仁	土炒防风根	土炒扁豆皮	潞党参
煨姜	红枣		

脾虚生湿，湿干肠分，腹胀便泻，苔黏，延外所宜。

苍术　白术　猪苓　砂仁
泽泻　茯苓　炒枳壳　广木香
生姜

◎疝

筋疝，拟方缓图。

金铃皮　昆布　炒枳壳　延胡索
海藻　山栀　炒荔枝核　炒山楂
加橘核

睾丸肿坠，延外所宜。

橘核　广木香　炒枳壳　元胡索
赤苓　昆布　金铃子　海藻
荔枝核
另金黄散敷肿处

筋疝二月有余，拟方速图之。
（睾丸坚硬加昆布、海藻之属，以其咸能软坚。）

金铃子　昆布　广木香　元胡索
海藻　橘核　升麻水炒银柴胡　荔枝核
黑大枣

疝痛腹鸣，拟方缓图。

葫芦巴　金铃皮　青皮　炒小茴香
醋炒元胡索　天台乌　生姜　加广木香片
荔枝核

◎疳

腹膨肌瘦，疳慢难治。

鸡内金　苡仁　鹤虱　炒枳壳
使君子　雷丸　苍术炭　楂炭[1]

肤热肌瘦，腹气痛哼挣，苔黏，肝热脾弱，疳慢之象，方候专科。

---

[1] 楂炭：原本为查炭，按照现行常规表述，改为楂炭。下同。

煨益智仁	地骨皮	苡米	青蒿
赤芍	云苓	生谷芽	

或热或退，咳嗽腹膨，苔滑，邪滞之郁，虑喘并恐久延成痟慢之症。

青蒿	青皮	法半夏	赤芍
炒枳壳	赤苓	川楝子	炒谷芽

肝强脾弱，谷入为痰犯肺，咳嗽，肌肉瘦削，面浮足肿，缠绵日多，不易图之。

白芍	白术	法半夏	茯苓
粉草	扁豆皮	川贝母	新会皮

◎调经

肝郁脾湿，经行不畅，拟方兼理之。

制香附	泽兰	制台乌	苍术
青橘皮	佩兰	六曲	炒枳壳
炒山楂	金橘叶	抚川芎	

血分来时甚涌，纳食不甘，肝脾双虚，拟方缓图之。

归身	茯神	乌鲗骨	赤芍
新会皮	砂仁	丹参炭	粉甘草
陈棕交	加法半夏	熟地炭	

经不届月届时，腹痛间有呕恶，拟方缓图之。

当归	香附	橘皮	佩兰
丹参	制半夏	炒枳壳	赤芍
茯苓	泽兰	淡姜渣	

血分零星，日期已多，胃逆呕吐，延外所宜。

当归	法半夏	橘皮	贯仲
赤芍	秫米	血余炭	陈棕炭
砂仁	茯苓	蒲黄炭	

寒热较退，腹痛时紧时松，按之痛甚，气滞瘀凝，势虑延剧。

炒柴胡	香附	生蒲黄	安桂心研末和服

赤芍	炮姜炭	五灵脂	䗪虫研
水炙甘草	元胡索	泽兰	另震灵丹先服

腹痛且胀，经不应月，肝脾不调，拟方速图。

茴香拌炒当归	金铃皮	银柴胡	佩兰
吴萸水炒赤芍	元胡索	丹参	制香附
泽兰			

室女经居四月余，一时腹胀，心脾之为病，拟方缓图。

当归	丹参	生蒲黄	佩兰叶
赤芍	元胡索	抚川芎	茜草
五灵脂			

据述室女经居载余，腹痛时作，肝脾不调，拟方缓图。

当归	丹参	泽兰	抚川芎
茺蔚子	佩兰	香附	月月红

经愆六日而至，腰腹微痛，拟方调气和营为治。

蒲黄水炒当归	抚川芎	艾叶炭	赤芍
熟地炭	制香附	丹参	藕汁炒阿胶
益母草	月月红		

经未应月而至，甚少，拟方缓图。

当归	丹参	炮姜	泽兰
抚川芎	香附	茺蔚子	粉甘草
赤芍	月月红		

经愆九日而至，甚少，腹无痛苦，此营不实也，拟方缓图。

当归	抚川芎	熟地炭	藕汁炒阿胶
丹参	泽兰	益母草	赤芍
佩兰叶			

血分零星，日期已多，胃逆呕吐，延外所宜。

当归	缩砂	秫米	橘皮
蒲黄炭	陈棕炭	赤芍	法半夏

茯苓	血余炭	贯仲	

经来甚涌，腰腹痛不可耐，肝脾之为病也。

全当归	制香附	抚川芎	粉草
柴胡水炒赤芍	生蒲黄	陈支汁	泽兰
丹参	五灵脂	炮黑姜	

带下较少，内热，纳谷欠甘，属肝热血虚所致，拟方缓图。

山栀	茯神苓	谷芽	白蒺藜
粉丹皮	粉甘草	归身	干荷蒂
赤芍			

带下淋漓，日期已多，营卫失和，寒热自汗，法以异理。

归身	银柴胡	香附	佩兰
赤芍	甘草	泽兰	震灵丹
丹参	茯苓		

经愆腹痛，内热，拟方调气和营为治。

茴香拌炒当归	丹参	艾叶炭加抚川芎	益母草
吴萸水炒赤芍	炮姜	银柴胡	香附
粉草	茺蔚子		

腹痛经来甚少，拟方调气拈痛为治。

当归	香附	延胡索	吴萸水炒赤芍
泽兰	金铃皮	粉甘草	银柴胡
天台乌			

带下淋漓，肝脾两虚，势虑滋端。

当归	白术	茯苓神	砂仁
川芎	赤芍	藕汁炒阿胶	贯仲
熟地炭	新会皮		

血分较少，无如日多，尚虑涌行昏晕。

归身	熟地炭	茯神	血余炭
莲房炭	赤芍	砂仁拌炒白术	藕汁炒阿胶

贯仲	陈棕炭		

经行日多，一时腹胀，肝脾之为病也。

归身	粉砂米	艾叶炭	陈棕炭
赤芍	香附	阿胶炭	丹参
茯苓	血余炭	加生蒲黄	糖山楂
抚川芎			

调气和营温经。

酒炒全当归	香附	醋炒元胡索	五灵脂
赤芍	甘草	泽兰	茺蔚子
丹参	炮姜	生蒲黄	䗪虫

经遏无一腰痛内烧，胸痞腹胀且痛，拟方缓图。

当归	银柴胡	抚川芎	茺蔚子
赤芍	丹参	姜炒山栀	粉甘草
砂仁拌炒熟地	香附	六曲	

血分零星日多，适经小腹痛楚不利，势虑滋端。

当归	丹皮	甘草梢	银柴胡
白术炭	赤芍	山栀	金铃皮
茯苓			

经来色晦，小腹隐痛，拟方调气养血为治。

当归	抚川芎	藕汁炒阿胶	艾叶炭
赤芍	香附	粉甘草	远志
砂仁拌炒熟地	木茯神	炒枣仁	加赤白芍
柏子仁			

转延右腹痛甚，按摩倏拒，气滞血瘀所致，日期已难于奏效。

当归	生蒲黄	金铃皮	粉甘草
小红枣	赤芍	五灵脂	元胡索
淡姜渣	丹参	香附	银柴胡
制乳没末	加艾叶炭	糖山楂	

客邪已退，经滞腹痛，拟方温化理气。

归须	丹参	炮姜	五灵脂
元胡索	泽兰	桂心水炒赤芍	香附
生蒲黄	败苏木	益母草	

经来色晦，拟方调和之。

当归	阿胶炭	香附	橘络
赤芍	抚川芎	泽兰	益母草
丹参炭	佩兰		

据述经居五月，腹中时痛时胀，无形无迹，纳食不甘，拟方缓图之。

当归	银柴胡	炮姜	茺蔚子
赤芍	丹参炭	粉甘草	抚川芎
蒲黄炭	熟地炭		

肝木失调，经停腹痛，延虑生枝。

当归	泽兰	延胡索	山栀
赤芍	益母草	丹皮	佩兰叶
丹参	金铃皮	加生蒲黄	山楂
五灵脂	䗪虫	桃仁	归须
川芎			

述更。

酒炒当归	生蒲黄	金铃子	糖山楂
赤芍	五灵脂	䗪虫	九香虫
丹参	醋炒元胡索	香附	加酒炒泽兰
熟军	天台乌		

血分零星，势虑昏晕。

归身	香附	蒲黄炭	陈棕炭
赤芍	丹参	艾叶炭	贯仲
熟地炭	阿胶炭	血余炭	莲房炭
加十灰丸	桂圆壳		

经事不应期而至，绕脐痛甚，头疼，苔黏，此属肝木失调，气血之为病，拟方速图。

蒲黄水炒当归	香附	橘皮	赤芍
元胡索	青皮络	佩兰叶	紫苏梗
天台乌	泽兰		

肝脾不调，腹胀且痛，经事不一，拟方缓图。

丹参	金铃皮	酒炒泽兰	益母草
当归	元胡索	青皮络	建佩兰叶
香附	橘皮络	台乌片	

经事愆期，无一腹胀，内热口干，肝脾不调，拟方缓图。

当归	桃子	茯苓	泽兰叶
赤芍	银柴胡	橘皮	甘草
粉丹皮			

据述居经五月，腹胀时紧时松，肝脾不调，拟方缓图。

当归	益母草	五灵脂	青皮
抚川芎	丹参	金铃皮	糖山楂
银柴胡	蒲黄	元胡索	泽兰

血分适断，气血未和，拟方调理。

当归身	新会皮	天仙藤	夜交藤
赤芍	粉甘草	茯神	抚川芎
黄郁金			

经至腹平胀痛且坠，乃属气凝血滞所致，拟方速图。

当归	醋炒元胡索	生蒲黄	炮姜炭
桂心水炒赤芍	金铃子	五灵脂	泽兰
丹参	香附	粉草	䗪虫

心悸头晕耳轰，经来甚少，心脾之为病，拟方缓图。

当归	砂仁拌炒熟地	茯苓	干荷蒂
白芍	泽兰	橘皮	白术
法半夏	煅牡蛎		

二阳之病发于心脾，虑传为女子不月。

当归	丹参	泽兰	茺蔚子
抚川芎	煨姜	佩兰	月月红
香附	银柴胡		

经居数载，蒸热面浮，体疲，纳食欠甘，心脾之为病，拟方养心脾合调胃。

归身	缩砂	香附	黍米
白芍	炒枳壳	六曲	生姜
红枣	白术	法半夏	茯苓

血行太过，任脉空虚，腰际酸痛，面无善色，拟方缓图。

归身	赤芍	真阿胶	元武板
左牡蛎	九蒸熟地	生白术	炙绵芪
川续断	抚川芎	鸡血藤膏	

经停六月，带下淋漓，系属二阳为病发于心脾也。

归身	丹参炭	茯神苓	熟地炭
粉草	赤芍	白术	新会皮
川芎			

血分零星，腹痛绵绵，胸痞呕恶，拟方兼理。

茴香拌炒当归	丹参	炮姜炭	醋炒元胡索
陈支叶	新会皮	茱萸水炒赤芍	制半夏
粉甘草	蒲黄炭	加秫米	

经不应月届时，寒热营卫失调，拟方缓图。

当归	银柴胡	茯神苓	青蒿
姜皮	赤芍	粉甘草	橘皮
法半夏	红枣		

溲痛有日，带下淋漓，拟方兼理。

赤芍	生蒲黄	金铃皮	银柴胡升麻炒
丹参	当归	五灵脂	元胡索
生甘草	另震灵丹开水先服		

经事短期，届时腰痛异常，拟方调气和营。

当归	香附	益母草	泽兰叶
赤芍	银柴胡	阿胶炭	川杜仲
丹参	茯苓	川芎	

产经两日，表里失调，势虑滋端。

当归	茯神	醋炒元胡索	粉甘草
抚川芎	泽兰	水炒芥穗	丹参

宛或已解，带下频行，间有血块，经过未至，乃肝热湿热偏重，侵于带脉，拟方从奇经调治。

净归身	樗白皮	炒山栀	炒赤芍
白术炭	香附	黄柏炭	地榆
茯苓	生熟苡仁		

◎经漏

经漏廿余日，冲脉失约所致，势虑昏晕生变。

当归	赤芍	侧柏叶	血余炭
熟地	阿胶炭	贯仲	陈棕炭
莲房炭			

经行廿余日不断，势虑崩漏昏晕生端。

蒲黄水炒当归	熟地炭	血余炭	赤芍
侧柏炭	茜草	阿胶	贯仲
莲房炭	加茯神	丹参	白术
丝棉炭	固经丸	陈棕炭	地榆炭
又加震灵丹	乌鲗骨		

经漏数载，肝脾皆虚，胃气不振，心悸头晕，不思纳谷，脉息细小，势难图治。

当归	缩砂	银柴胡	法半夏
阿胶	白术	茯神苓	秫米
赤芍	粉甘草	震灵丹	紫河车
加新会皮			

冲任失约，经停止而复来，拟方缓图。

当归身	阿胶炭	抚川芎	赤芍
朱茯神	血余炭	熟地炭	贯仲
丹参炭	莲房炭	陈棕炭	

肝脾双虚，经来甚涌，头晕心悸，面无善色，静养调理为宜。

归身	茯神苓	阿胶炭	干荷蒂
白术	新会皮	缩砂	抚白芍
秫米	粉草	加川芎	熟地炭

血分零星，日期已多，虑成崩漏。

归身	蒲黄炭	山栀炭	乌鲗骨
赤芍	熟地炭	茜草	血余炭
阿胶炭	侧柏炭	莲房炭	陈棕炭
次加紫河车	贯众	固经丸	

血分不断，冲脉失约所致，拟方缓图。

白归身	侧柏炭	血余炭	藕节炭
赤芍	蒲黄炭	莲房炭	陈棕炭
黑地榆炭	阿胶炭	贯仲	

经漏日多甚涌，不易图治。

归身	乌鲗骨	白术	血余炭
赤芍	茜草	熟地炭	陈棕炭
阿胶炭	固经丸	紫河车	加莲房炭
地榆炭			

血分已行十余日不断，腹胀时紧时松，肝脾双虚，且有停瘀之象，势虑昏晕。

当归	蒲黄炭	阿胶炭	新会皮
丹参炭	艾叶炭	血余炭	莲房炭
赤芍	缩砂	贯仲	陈棕炭

经漏有日，胃逆呕吐，不易图治。

当归	熟地炭	血余炭	陈棕炭
赤芍	砂仁	莲房炭	阿胶

新会皮	贯仲		

呕吐幸止，纳食较甘，惟经漏日久，难书迅效。

当归	蒲黄水炒阿胶	乌鲗骨	贯仲
赤芍	粉砂仁	茜草炭	陈棕炭
熟地炭	莲房炭	血余炭	

漏经半载余，势难速效。

归身	茜草	血余炭	莲房炭
阿胶炭	乌鲗骨	贯仲	陈棕炭
蒲黄炭	侧柏炭	黑荆芥炭	

经行廿余日不断，腹胀绵绵，拟方消瘀生新，势虑延为崩漏。

当归	抚川芎	艾叶炭	血余炭
熟地炭	阿胶炭	蒲黄炭	贯仲
陈棕炭	赤芍	香附	丹参炭

经漏日多，肝脾双虚，不易图治。

归身	熟地炭	血余炭	陈棕炭
莲房炭	赤芍	茯苓	贯仲
阿胶炭	枣仁	白术	加远志
粉草			

经漏日多，肝脾双虚，难于迅效。

归身	熟地炭	贯仲	固经丸
陈棕炭	赤芍	蒲黄炭	血余炭
紫河车	阿胶炭	莲房炭	侧柏炭

任氏温病用药传承与经验应用

扬州“然”字门任氏中医内科术是省级非遗，任继然（1895—1974）为第10代传人，出身于中医世家，祖父浩然、父亲若然、长兄步周、次兄步青均为扬州名医。中华人民共和国初期，扬州疫病时有流行，许多外感温病严重地危害人民健康，死亡率较高。由于彼时医疗条件有限，西医方法对许多病种尚无能为力，大量温病患者仍须以中医治疗为主，故中医诊所以治疗温病为急务。任继然幼承家学，钻研岐黄之术，精益求精。他在研读历代温热病各学派著作的基础上，汲取各家之长，取其法而不泥其方，在临床诊疗中形成了“简、便、验”的用药特点，创造出许多新方、时方，治疗温热病疗效显著，为后人留下了宝贵的医学资料。其医德之高尚、医术之精湛为世人所传颂。近年来，我国温病发病率呈加速增长趋势，本研究通过数据挖掘技术，对任继然治疗温病的医案进行分析，以期为现代临床对温病的辨证施治提供参考和借鉴。

一、资料与方法

（一）数据来源

任继然弟子钟明然整理的《任氏医案》手稿，记载治疗外感温病的医案共258则，其中春温36则，风温29则，暑湿30则，伏暑84则，霍乱13则，痧32则，痘16则，痢14则，疟9则。

（二）数据规范及处理

中药名称及症状名称规范：参照《中华人民共和国药典》（简称《中国药典》）2015年版，将中药别称、简化字、炮制方法及入药部位不同但功效相似的中药名称进行统一，如“蔻仁”“白蔻仁”“蔻米”统一为“白豆蔻”，“连乔”统一为“连翘”，“炒枳壳”“摩枳壳”“生枳壳”统一为“枳壳”，“研牛子”“大力子”统一为“牛蒡子”；处方中出现的“六一散”“琥珀抱龙丸”“紫雪丹”等方剂名称在频次及关联规则中不做统计分析。

参照《中医症状鉴别诊断学》及《中医诊断学》对手稿中症状（舌脉除外）表述含义相同或相似的词语进行统一，如“大便不通”“大便未行”“大便数解不下”“腑秘”“腑气不通”等统一为“便秘”，“气急”“气粗”“气不利”统一为“气短”，“便泻”“大便续行”“下利”“自利”统一为“泄泻”等。手稿中对舌脉象的描述词汇保留原文，不做规范化处理。

（三）统计学方法

使用SPSS Modeler 18.0及SPSS Statistics 26对医案中涉及的舌脉象、病因、病位、用药进行频次频率统计，对症状及用药进行聚类分析，对药—药及症—药关联规则进行探索。

二、结果

（一）舌脉象统计结果

共有222则医案涉及舌脉象相关描述，共包含舌脉象31种。在不同温病中，苔黄均较为常见，符合温病辨证特点；春温、风温多见脉稍数，暑湿、伏暑苔黏厚多垢，符合湿热类温病辨证特点（表1）。

表1　不同温病的舌脉象频次统计

春温	频次(%)	风温	频次(%)	暑湿	频次(%)	伏暑	频次(%)	痧	频次(%)
脉小数	15(45.45)	苔黄	17(60.71)	苔黏	6(25.00)	苔黄黏厚	27(35.06)	苔黄	12(50.00)
苔黄	9(27.27)	脉小数	7(25.00)	苔黄	5(20.83)	苔黄	26(33.77)	苔黏	8(33.33)
苔黄黏厚	7(21.21)	苔黄黏厚	6(21.43)	苔垢	3(12.50)	苔垢	8(10.39)	舌红	2(8.33)
舌绛	5(15.15)	脉滑数	2(7.14)	苔黄黏厚	3(12.50)	脉小	5(6.49)	舌干	1(4.17)
点刺舌	3(9.09)	舌红	2(7.14)	苔黏厚	3(12.50)	脉滑数	4(5.19)	舌绛	1(4.17)
舌红	3(9.09)	脉数	1(3.57)	脉数	1(4.17)	脉小数	4(5.19)	苔薄	1(4.17)
苔黑	3(9.09)	脉小	1(3.57)	舌红	1(4.17)	苔黏厚	4(5.19)	苔黏厚	1(4.17)

（二）病因病位统计结果

共有137则医案涉及病因相关描述，共包含病因11种，其中春温、风温病证可见痰热，暑湿、伏暑病证病因以感受暑邪、湿邪挟痰为主，痧之病因初起为感受风热之邪，入里后以热毒为主，在肺可挟痰（表2）；共有80则医案涉及病位相关描述，共包含病位14种。在各类温病中，病位以在肺胃、阳明为多见，春温病势凶险，可直入气分营分，出现营分证；上扰清窍出现神昏，而出现心包证；暑湿初起肺胃之证，然后可侵胃肠；伏暑根据感邪的不同病位复杂；痧证初起可见肺卫之证，然后热毒入肺、入阳明或损及太阴（表3）。

表 2　不同温病的病因分布

春温	频次（%）	风温	频次（%）	暑湿	频次（%）	伏暑	频次（%）	痧	频次（%）
痰	6（66.67）	痰	8（72.73）	暑湿	19（55.88）	痰	23（54.76）	毒邪	8（57.14）
毒邪	1（11.11）	毒邪	2（18.18）	痰	7（20.59）	湿邪	8（19.05）	热邪	3（21.43）
热毒	1（11.11）	热邪	1（9.09）	湿邪	4（11.76）	毒邪	5（11.90）	痰	2（14.29）
热邪	1（11.11）			痰气	3（8.82）	暑湿	2（4.76）	风热	1（7.14）
				燥邪	1（2.94）	热邪	2（4.76）		
						温邪	1（2.38）		
						痰水	1（2.38）		

表 3　不同温病的病位分布

春温	频次（%）	风温	频次（%）	暑湿	频次（%）	伏暑	频次（%）	痧	频次（%）
阳明	8（66.67）	肺胃	8（80.00）	肺胃	2（66.67）	阳明	7（25.93）	肺胃	10（55.56）
肺胃	2（16.67）	阳明	2（20.00）	胃肠	1（33.33）	肺胃	6（22.22）	肺	4（22.22）
清窍	1（8.33）					清窍	3（11.11）	太阴	2（11.11）
营分	1（8.33）					肝	2（7.41）	阳明	2（11.11）
						胃	2（7.41）		
						少阳	1（3.70）		
						胃肠	1（3.70）		
						心包	1（3.70）		
						心营	1（3.70）		

（三）高频用药统计结果

《任氏医案》手稿中记载温病处方共263首，涉及中药166种，使用频次总计3 195次。其中黄芩、半夏、桃叶、栀子、陈皮、枳壳在各类温病中使用频次均较高。此外，各类温病用药的不同体现了任氏辨病辨证论治温病的特色（表4）。对3 195频次用药的四气、五味及归经进行统计（表5），发现任氏在治疗外感温病时多选用性寒、微寒、温、平，味苦、辛、甘之品，药物归经以肺、脾、胃、心经为主。

表4　高频用药频次统计

春温	频次（%）	风温	频次（%）	暑湿	频次（%）	伏暑	频次（%）	痧	频次（%）
黄芩	32（88.89）	桃叶	29（100.00）	枳壳	24（80.00）	半夏	70（83.33）	桃叶	26（81.25）
半夏	29（80.56）	栀子	27（93.10）	半夏	20（66.67）	枳壳	62（73.81）	浙贝母	24（75.00）
桃叶	28（77.78）	黄芩	25（86.21）	栀子	16（53.33）	陈皮	60（71.43）	杏仁	22（68.75）
栀子	28（77.78）	浙贝母	24（82.76）	藿香	14（46.67）	黄芩	57（67.86）	栀子	22（68.75）
陈皮	24（66.67）	半夏	23（79.31）	葛根	13（43.33）	茯苓	55（65.48）	连翘	20（62.50）
竹茹	24（66.67）	陈皮	20（68.97）	黄芩	13（43.33）	栀子	54（64.29）	甘草	19（59.38）
浙贝母	21（58.33）	杏仁	18（62.07）	荷梗	12（40.00）	桃叶	50（59.52）	赤芍	18（56.25）
枳壳	19（52.78）	通草	17（58.62）	陈皮	11（36.67）	通草	44（52.38）	桑叶	18（56.25）
茯苓	17（47.22）	竹茹	16（55.17）	青皮	11（36.67）	竹茹	34（40.48）	枳壳	17（53.13）
赤芍	14（38.89）	枳壳	14（48.28）	赤茯苓	10（33.33）	浙贝母	28（33.33）	金银花	15（46.88）
连翘	14（38.89）	瓜蒌	13（44.83）	茯苓	10（33.33）	藿香	27（32.14）	黄芩	10（31.25）
知母	14（38.89）	海浮石	11（37.93）	通草	10（33.33）	郁金	27（32.14）	桔梗	10（31.25）

续表

痘	频次（%）	痢	频次（%）	霍乱	频次（%）	疟	频次（%）
枳壳	11（68.75）	山楂	13（92.86）	半夏	12（92.31）	柴胡	9（100.00）
桃叶	10（62.50）	枳壳	11（78.57）	茯苓	12（92.31）	半夏	8（88.89）
半夏	8（50.00）	赤芍	10（71.43）	陈皮	11（84.62）	赤芍	7（77.78）
陈皮	8（50.00）	黄芩	10（71.43）	黄连	11（84.62）	大枣	7（77.78）
栀子	8（50.00）	青皮	10（71.43）	干姜	9（69.23）	甘草	7（77.78）
葛根	7（43.75）	槟榔	9（64.29）	藿香	9（69.23）	葛根	6（66.67）
通草	7（43.75）	木香	9（64.29）	吴茱萸	8（61.54）	枳壳	6（66.67）

表 5　药物性味归经频次统计

性味归经	类别	频次（%）	性味归经	类别	频次（%）
药性	寒	870（27.23）	归经	肺	2051（64.19）
	微寒	634（19.84）		脾	1800（56.34）
	温	595（18.62）		胃	1528（47.82）
	平	570（17.84）		心	928（29.05）
	微温	288（9.01）		肝	599（18.75）
	凉	178（5.57）		肾	458（14.33）
药味	苦	1907（59.69）		大肠	448（14.02）
	辛	1411（44.16）		胆	416（13.02）
	甘	999（31.27）		小肠	239（7.48）
	淡	328（10.27）		三焦	179（5.60）
	酸	281（8.79）		膀胱	140（4.38）
	咸	45（1.41）		心包	8（0.25）

（四）药—药关联规则分析

对出现频次≥30 次的高频药使用 SPSS Modeler 18.0 进行复杂网络分析，设置最大链接数为 80，少于 10 则丢弃，弱链接≤15，强链接≥35，得到的关联网络导入 Cytoscape 3.9.1 进行共现网络图绘制，节点越大表示该中药使用的频次越高，线条越粗表示中药之间的共现强度越高，如图2所示；进行Apriori简单关联规则分析，设置置信度=100，支持度≥10，最大前项数2，得到的简单关联规则如表6所列；使用SPSS Statistics 26进行系统聚类分析，设置聚类方法为组间联接，设置测量区间为皮尔逊相关性，得到谱系图（图3）。综合以上中药关联规则分析，得出药物组合共4组，分别为：C1，杏仁、浙贝母、桃叶、海浮石、桑叶、连翘、知母；C2，瓜蒌、枳实、竹茹、茯神、黄芩、栀子；C3，陈皮、茯苓、半夏、郁金、黄连；C4，藿香、青皮、葛根、山楂、枳壳、赤茯苓。

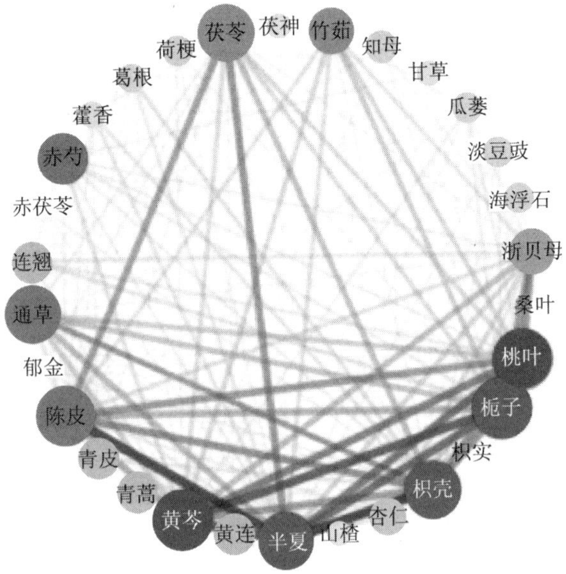

图2 高频中药关联网络展示图

表6 中药简单关联规则（置信度=100）

序号	关联规则	出现频次/次	支持度/%	置信度/%
1	桑叶→浙贝母	32	12.17	100
2	海浮石→浙贝母	35	13.31	100
3	桑叶，桃叶→浙贝母	28	10.65	100
4	桑叶，栀子→浙贝母	27	10.27	100
5	海浮石，杏仁→浙贝母	27	10.27	100
6	海浮石，桃叶→浙贝母	33	12.55	100
7	海浮石，栀子→浙贝母	27	10.27	100
8	茯神，陈皮→茯苓	28	10.65	100

续表

序号	关联规则	出现频次/次	支持度/%	置信度/%
9	枳实，陈皮→半夏	29	11.03	100
10	杏仁，竹茹→桃叶	29	11.03	100
11	杏仁，通草→桃叶	33	12.55	100
12	杏仁，陈皮→桃叶	45	17.11	100
13	杏仁，半夏→桃叶	46	17.49	100

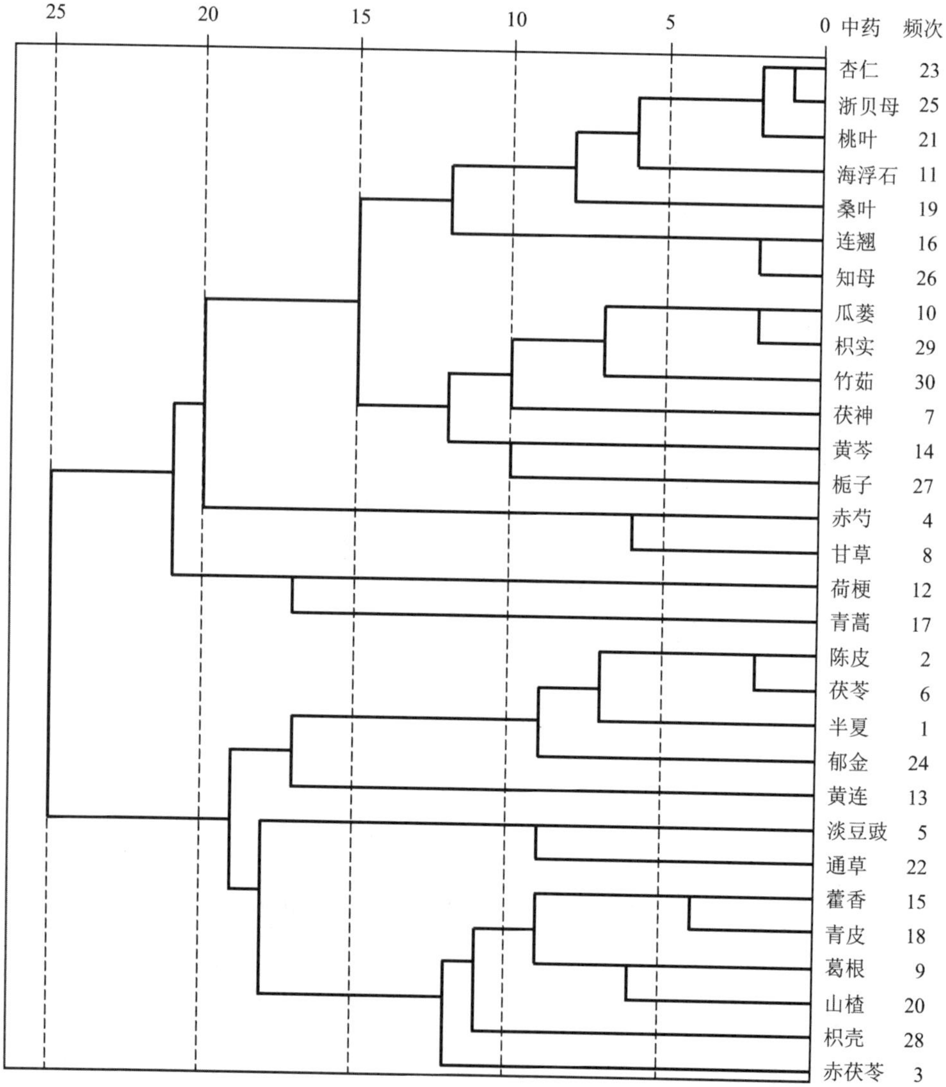

图 3　高频药系统聚类谱系图

（五）症—药关联规则分析

对医案中的症状及中药进行 Apriori 简单关联规则分析，设置置信度≥90，支持度≥10，最大前项数 2，得到的症—药简单关联规则如表 7 所列，可预测任氏在治疗外感温病时，当出现胸闷时常用枳壳，出现咳嗽、苔黄时常用桃叶、浙贝母、栀子，出现谵语时常用黄芩、桃叶、半夏等用药规律。

表 7 症—药简单关联规则（置信度≥90）

序号	关联规则	实例/次	支持度/%	置信度/%
1	胸闷→枳壳	46	17.49	95.65
2	咳嗽，身热→桃叶	43	16.35	95.35
3	咳嗽，苔黄→桃叶	32	12.17	93.75
4	便秘→桃叶	31	11.79	93.55
5	谵语→黄芩	28	10.65	92.86
6	谵语→桃叶	28	10.65	92.86
7	谵语→半夏	28	10.65	92.86
8	咳嗽，苔黄→浙贝母	32	12.17	90.63
9	咳嗽，苔黄→栀子	32	12.17	90.63

三、任继然治疗温病的用药特点及学术思想分析

任氏治疗温病，尤其尊崇吴鞠通《温病条辨》，认为吴氏学术融汇了伤寒和温病学派所长，继承发展了前人的学术思想，且创立新意。同时，任氏治温病力倡辛凉，重用养阴清热；此外，尤重视调理脾胃。因脾胃为后天之本、气血生化之源，脾胃功能旺盛与否，对疾病的产生、发展及转归有着极其重要的临床意义。因此，任氏认为脾胃功能状态也是温病辨证论治的重要内容之一。现将任继然治疗温病的学术思想结合本文数据挖掘结果进行如下分析。

（一）任氏治疗温热类及湿热类温病的用药特色

任氏在治疗春温、风温、痧时，均用黄芩、栀子、桃叶清热解毒，其中春温温邪易直入气分、营分，多加知母、赤芍、连翘清气凉营；风温温邪在肺，多加贝母、半夏、杏仁、瓜蒌、竹茹、海浮石清化痰热；痧证初起以肺卫表证出现卫营同病，故医案中部分用桑叶、金银花、连翘疏风清热，赤芍凉营；痧入于肺则加川贝、杏仁、桔梗、甘草化痰止咳。

在治疗暑湿、伏暑、霍乱时，除了用黄芩、桃叶、栀子清热解毒外，均用半夏、枳壳、藿香、青陈皮理气和胃化湿，茯苓、通草利湿；其中暑湿加荷梗清暑；伏暑、痧加杏仁、浙贝母、桔梗化痰宣肺；痢、霍乱见肠道症状，加黄芩、黄连，在肠加槟榔、木香，在胃加干姜、吴茱萸。

（二）尤其擅长运用桃叶治疗温病，颇具特色

高频用药结果显示，任氏常用桃叶治疗外感温病所致的咳嗽、身热、苔黄、便秘。桃叶，味苦、辛，性平，归脾、肾经。桃叶作为药用始载于《名医别录》。对于桃叶功效的描述，《本草纲目》有云："疗伤寒、时气、风痹无汗，治头风，通大小便，止霍乱腹痛。"早在《本草图经》就有桃叶汤熏身治疗瘟疫病的记载："桃叶多用作汤导药……张文仲治天行，有支太医桃叶汤熏身法，水一石，煮桃叶，取七斗，以为铺席，自围衣被盖上，安桃汤于床箦下，乘热自熏，停少时当雨汗，汗遍，去汤待歇，速粉之，并灸大椎。"《外台秘要方》《备急千金要方》中也有桃叶治疗伤寒、小儿时气病等外感疾病的详细记载，并多以外用为主。在现代临床应用中，鲜桃叶水煎服治疗间日疟有显著疗效。

然而，笔者查阅现代文献，桃叶在现代临床中较为少见使用，常常用于畜牧业，该药易得，极其廉价。任氏将其广泛用于温病，颇具特色，更体现其用药对"简、便、廉、验"的追求，为患者减轻经济负担的思想，一代名医的高尚医德。现代文献对于桃叶的化学成分及药理研究甚少，临床应用也十分少见，然而结合古代文献检索及《任氏医案》的数据分析发现，桃叶治疗外感疾病有较好的疗效，未来具有进一步研究的意义。

（三）温邪初起，运中化滞，拒邪内传

温为阳邪，性最炎上，外感温病由于邪气干扰或脾胃素来不健，得病后即食欲不振，胸脘痞闷。任氏常在解肌宣表剂中，加入枳壳、陈皮、半夏、山楂之属以消食导滞，使脾胃运化、转输功能自如，可拒邪内传而痊愈。

（四）邪陷胸膈，化痰和中，拒邪深陷

温病失治，邪热内传，陷于胸膈，致脘痞、内烦、呕恶等症。任氏常于清解发越剂中加黄连、干姜等苦降辛通之品以安胃气，加瓜蒌、枳实、竹茹以导痰和中。痰热得化、脾胃安和，则可拒邪进一步内传深陷。

（五）湿热缠绵，苦燥芳化，醒脾助运

温病湿重于热或脾胃内湿素重，温邪与内湿互结蕴蒸，出现热势缠绵、发热不为汗解、胸脘痞闷、腹胀便溏、渴不多饮等症状，苔色黏腻，脉息

缓滑。任氏常在清解剂中配伍苍术、厚朴等苦燥之品以燥脾胃之湿，配伍藿香、佩兰、白豆蔻、枳实等芳化之类以醒脾助运，使胃气得苏。

(六) 热积互结，通腑泄邪，釜底抽薪

温病传里，热邪与阳明积滞互结，出现热势鸱张、渴饮便秘腹膨，苔黄而干，脉息细数。若腑气不畅、大便闭结，则邪热内壅，灼伤阴液，病必加重。任氏此时往往视病性轻重，于清化剂中加用浙贝母、瓜蒌、枳壳、郁金、大黄等通便泄邪、化滞通腑之品以釜底抽薪；如燥屎内结，则加入增液汤以增水行舟。腑气通、大便畅则邪有出路，病必减轻。

(七) 热入营血，清营救阴，力挽狂澜

若温病见身灼热，夜热甚，口干但欲漱水不欲咽，甚或神昏谵语，舌红绛少苔或舌赤起点刺，齿燥而不泽，均为邪热化燥伤阴，传入营血之象。任氏常于此类危急之时选用生地、玄参、丹皮等滋阴凉血之品清营救阴以力挽狂澜，转危为安。

(八) 温病初愈，健中生津，以善其后

温病后期，邪去八九，正气已伤。温病初愈，津液及中州之气为之大伤，脾胃运化功能未复，致形体消瘦枯槁不泽，正气虚羸，动即易汗，口淡不和，不知索食，舌红，脉沉细而数。病情虽有转机，但津伤难复，不可安而忘危。任氏常用陈皮、枳壳、山楂、谷麦芽、鸡内金之属调补脾胃，麦冬、北沙参、石斛、花粉之品养阴生津。助其运化功能得以恢复，气血得以资生。

(九) 顾护津液，善用鲜品，守得生机

温为阳邪，最易化燥伤津。在临证时如何兼顾清热与保津是颇费巧思的。本文虽未针对用药的炮制方法进行探究，但在医案整理过程中，发现任氏在治温病时善选鲜生地、鲜石斛、鲜桃叶、鲜芦根、鲜荷叶等鲜品入药，一以清热而保津，一以化湿而透邪，扶正不碍邪，祛邪不伤正。所谓“存得一分津液，便有一分生机”。

四、结语

“然”字门任氏中医内科术是吴门医派中闪亮的一员。自 17 世纪中叶以来，任氏家族世代行医，绵延至今已十三代。“然”字门任氏中医内科术由其后辈弟子总结整理，形成多部医著，成为中医传世经典。“然”字门任氏中医以祖传医术为要旨，融会贯通、辨证施治，成功地走出了一条既有继承又有发扬、独具一格的中医之路，有着重要的医学价值和学术价值。《任氏医案》对于了解扬州“然”字门医学思想的渊源是极为珍贵的第一手资料，整理相关资料并结合现代化手段进行分析学习，对于寻觅一个具有深远影响医学世家的治学津梁并启迪后学，更有着非凡的意义。“然”字门医家不仅于温病与时病造诣深厚，更擅长灵活运用温病立论于内科疾病诊疗。在未来的研究中，我们将对内科杂病的医案进行系统整理分析，为临床诊治提供有任氏特色的中医方案。

参考文献

［1］姜文浩. 瘟疫 · 乡试与对策：基于晚清江南地区南闱、浙闱的考察［J］. 中国考试，2022（3）：86-94.

［2］马俊杰，邓菊，王紫薇，等. 基于江南医派疫病思想探索中医药干预新冠病毒变异毒株的“防—治—养”模式［J］. 中国实验方剂学杂志，2022，28（16）：221-228.

［3］钟沛丽. 我国流感流行特征、影响因素及模型预测研究［D］. 广州中医药大学，2020.

［4］国家药典委员会. 中华人民共和国药典 2015 年版一部［M］. 北京：中国医药科技出版社，2015.

［5］中医研究院. 中医症状鉴别诊断学［M］. 北京：人民卫生出版社，1984.

［6］李灿东. 中医诊断学［M］. 北京：中国中医药出版社，2016.

［7］黄彤岩. 任继然临床治学思想举隅［J］. 南京中医药大学学报，1996，12（2）：43-44.

［8］国家中医药管理局《中华本草》编委会. 中华本草 4［M］. 上海：上海科学技术出版社，1999.

［9］谢双峥，党思捷. 桃叶熏洗法的古代文献研究与现代临床应用［J］. 江西中医药，2013，44（9）：43-44.

［10］刘国应. 桃叶药用 6 则［J］. 农村新技术，2008（21）：44.

任氏藏书介绍

任氏家藏古籍整理手记

吴门医派走出无数名医，北京、南京、上海、大连……中华大地遍布吴门的优秀弟子，也有非常著名的中医流派汇入吴门医派中，融汇增色了吴门医派，扬州的“然”字门任氏中医内科就是其中闪亮的一员。

扬州是一座历史文化名城，“然”字门任氏中医是近代涌现的非常有影响的医学世家。“然”字门源远流长，名医辈出，17 世纪中叶起，任家即在扬州北郊世代行医。在这 300 多年中，“然”字门任氏中医数代连续出现 6 位名医，任继然、任达然、任光荣 3 位还享有国务院政府特殊津贴，可以说是扬州人民的骄傲，这在扬州地区并不多见，乃至在全国亦属罕见。作为“然”字门中医的第 13 代嫡系传人，面对先祖留下的大量书籍和笔记，感慨万千，一个声音始终在召唤，必须将这些宝贵的遗产做一个梳理。2019 年至 2021 年间，笔者在朱悦教授等好友的帮助下整理家传医学书籍。该批医学类图书共 211 部，所见时间最早为清乾隆二十八年（1763）《千金翼方》刊本，最晚为 1968 年署名南京中医学院革委会之《内科学讲义》，时间跨度 200 余年，其中 1949 年以前图书共 200 册。内容涵盖医经、诊法、本草、方剂、伤寒金匮、温病、针灸、综合医著、专科医著、医案医话等 10 类。虽然该批图书因年代久远，多无全帙，但对于了解扬州“然”字门医学思想的渊源是极为珍贵的第一手资料，对于寻觅一个具有深远影响医学世家的治学津梁并启迪后学，更有着非凡的意义。故择该批图书中要者简议之。

医经类图书，《黄帝内经》《难经》《中藏经》为中医学之圭臬，为历代医家所宗。但其文字古奥，内容庞杂，难以卒读，初学者多以为畏途。医家多从注本辑本入手，待临床有相当修为后，再深研原著。该批图书中，明代吴昆《素问》注本（习称《素问》吴注）为全元起、王冰、马莳之后，通注《素问》的第四家，对后世影响深远。李中梓的《内经知要》则将《黄帝内经》删繁从简，并选择条文分成道生、阴阳、色诊、脉诊、脏象、经络、治则、病能 8 类，上承张景岳之《类经》，又更为精实简要，方便学习，至今仍为后学者所欢迎。

诊法类图书，《诊家枢要》为元代滑寿的脉学名著，该书对脉诊研究透彻精当，条理清晰，文字短小简明，是中医诊断学史上的重要著作，尤其是其建立脉象主病与六部定位主病相结合的诊病方法，影响巨大，并对李时珍编撰《濒湖脉学》产生了重要影响。《脉诀刊误集解》一书为元代戴启宗将高阳生《脉诀》原文逐一考核辨妄所得，高氏原书将 24 种脉象以四言歌诀韵语形式阐述，便于诵习记忆，最适合于初学者入门。任应秋先生曾推荐 7 本代表性脉学著作作为医家习脉必读之书，《诊家枢要》与《脉诀》均在其列。另有《脉诀辨真》，虽知名度稍逊，但近年来也被收入《中国古医籍整理丛书》进行整理出版，足见此书价值。另有一部《鬼真君脉诀》抄本，实为清代陈士铎的《脉诀阐微》，而此为抄本，故也可见为任氏医家所重。

本草类图书，李时珍的《本草纲目》、倪朱谟的《本草汇言》、陈嘉谟的《本草蒙筌》、缪希雍的《神农本草经疏》并称“明代本草四大名著”，该批图书中见其二。清代汪昂的《本草备要》自问世后逐渐成为中医入门必读本草著作，脍炙人口。而吴仪洛认为汪昂并非临床医生，临证经验欠丰而“专信前人，杂采诸说，无所折衷”，撰成《本草从新》一书，不仅内容更为完善，更新增燕窝、冬虫夏草、太子参、党参、西洋参等常用药。《雷公药性赋》兼述炮制与药性。除上述本草著作外，图书中尚有王孟英的《随息居饮食谱》一种，体现出任氏对于疾病饮食调理亦有留心学习。

方剂类图书，所见有清代汪昂的《汤头歌诀》，陈修园的《时方妙用》与《时方歌括》，《医方药性》（《太医院增补青囊药性赋直解》与《太医院增补医方捷径》之合编），均为医家入门习方必读之书。孟河四大家之首费伯雄的《医方论》，系根据汪昂《医方集解》中的方剂次序，删去原书主治与注文，逐方予以评述所得。该批图书中另有费伯雄之内科名著《医醇賸义》，足见任氏对孟河医派费氏学术思想的吸收与接纳。同时还见赵学敏搜集民间游方医生单方验方所成《串雅》一书。足见任氏医家修习无门第偏见，兼收并蓄，唯临床疗效为宗的特点。

伤寒金匮类图书，主要为清代陈修园依据《伤寒论》与《金匮要略》编撰的系列著作，如《伤寒论浅注》《金匮要略浅注》《伤寒医诀串解》《长沙方歌括》《伤寒真方歌括》《金匮方歌括》。陈氏为伤寒“尊经崇古派”的中坚人物，力主王叔和编次的《伤寒论》不能随便改动和取舍，并极力反对方有执、喻嘉言的“错简”说。其《长沙方歌括》《伤寒真方歌括》《金匮方歌括》，将药物剂量编入方歌，对《伤寒论》与《金匮要略》的学习极有帮助。其方歌用韵优美，极易记忆习诵，为当代医史文献大家任应秋先生、伤寒大家刘渡舟先生所推崇。值得注意的是，任氏医学图书中，陈修园所撰著作尚有医经类的《灵素集注节要》，内科的《景岳新方砭》与《十药神书注解》，妇科的《女科要旨》，入门读物《医学实在易》与《医学从众录》等多种，均归属于陈氏的《南雅堂医学全集》，反映出陈氏著作不仅是中医普及教育的理想教材，而且其立论契合临证，而为世医之家所珍视和收藏。

“然”字门医家不仅于温病与时病造诣深厚，更擅长灵活运用温病理论于内科疾病诊疗。在其所留医书中，可见吴又可的《温疫论》、吴鞠通的《温病条辨》、王孟英的《温热经纬》，加之医案医话类的《叶案存真》，温病四大家之著作一应俱全。还另见开时病专门研究之先声的雷丰的《时病论》。医经类藏书中，《医经原旨》的作者与《内经知要》的刊行者为清代温病学大家薛雪，亦可见任氏医家对温病学说的重视。故此，祖父任达然对温热病的治疗独具特色，从热、痰、虚象辨治，收效颇捷。其对危重病症如流行性出血热、乙型脑炎、脑溢血、重症肝炎、伤寒病有着丰富的临床经验，著有《中西医结合治疗流行性乙型脑炎的临床体会》。1957 年夏，北京流行暑温（相当于西医的乙型脑炎），由于当时医疗技术不如现在发达，尚无良好对策，国家卫生部抽调全国名中医会诊。调往北京会诊的江苏名医即有祖父任达然等 3 人。任达然从热、痰、虚象斟酌，当年北京雨水多，湿气重，与 1956 年石家庄流行的暑温不同，考虑用苍术白虎汤加减。国家卫生部采用上述方案，病死率大大降低，绝大部分患者得到康复。他也是治疗脾胃病的高手，提出在明确脾胃的生理、病理特点前提下，灵活调节升与降，辨别寒与热，掌握虚与实，注重润与燥之间的辩证关系，从而使脾胃调和，中州得健。对内科杂症的治疗，其主张多从脏腑辨证入手，用药受吴门叶天士影响较大。

综合医著在图书中留存最多，其中大宗的为《千金翼方》《景岳全书》《医宗金鉴》《张氏医通》。上述著作已非全帙，《千金翼方》留存 13 册，《景岳全书》留存 8 册，《医宗金鉴》留存 34 册，《张氏医通》留存 9 册。4 部著作均为中医内科赫赫有名之综合名著。《千金翼方》《景岳全书》之地位无须赘述。《医宗金鉴》为清代乾隆皇帝下旨，吴谦组织编修的大型医学全书。全书编次清晰，论述扼要，选方平稳，切于临床实用；并且论病皆先歌诀、后注释，还辅之以图，便于学习记诵。自问世以来，不仅为初学医者朝夕诵读，更为临床医家之案头参考。医界也向有“北方多宗《金鉴》，南方多宗‘孟河’”之说。《张氏医通》为清代吴门医派著名医家张璐的代表性著作，为明末清初临床医学的集大成之作，对中医学科分化、疾病名称分类和临床医学发展影响深远。已故江苏省中医院消化科名家张泽生先生毕生极为珍视《张氏医通》，常置于案头参考学习。内科类图书中尚有《明医指掌》《医门法律》《笔花医镜》，均为中医内科综合性名著，同时还见朝鲜《东医宝鉴》一部。这些图书上多有批注，不难想见“然”字门医家深研经典的呕心沥血，亦体现出“然”字门医家无南北门户之见，博采“北派”与南方“吴门”众家之长，兼收并蓄的胸怀。

专科医著类图书较少，以妇产科著作留存最多，其中可见傅青主之女科著作与陈修园的《女科要旨》，亦有《达生编》《胎产心法》等产科名著。外科与针灸类图书有陈实功的《外科正宗》与杨继洲的《针灸大成》各一部，儿科著作未见。医案医话类图书可见清代徐大椿的《医学源流论》，清代周学海评点的《评点叶案存真类编》，另有手抄清代程文囿的《医述》。

近年来，国家中医药管理局启动了“优秀中医临床人才研修项目”，期望在新世纪再培养一大批中医临床大家，造福人民的医疗保健。该项目同时规定了中医古籍必读书目，人民卫生出版社也相应出版了“中医临床必读丛书”，引起热销。任氏医家留存的这批医学书籍，多数著作都在该丛书之中。凝视这份珍贵的遗产，回望“然”字门任氏十几代世医的辉煌，再次警醒岐黄后学：读古籍，做临床，兼收并蓄，融会贯通，是成就中医临床合格医生甚至大家的不二法门，无捷径可走。在整理过程中，我时常为古籍天头地脚，字里行间那密密麻麻的蝇头行楷所感动，甚至感觉时空穿越，躬身伫立于任氏先贤的书桌旁、卧床边，望着他们“严冬霜雪，拥被驼棉，直读到鸡声三唱；至夏月蚊多，还要隔帐伫灯映末光”。遥想家翁常提任家治学家训：“认真学习、认真治病、认真总结。”藏书足见先祖重视对经典著作《黄帝内经》《伤寒论》《金匮要略》《温病条辨》等书的研究，并博采诸家之说，强调理论要与实践相结合。祖父常说：“书籍是人类进步的阶梯。”他极推崇清代名医叶天士之言：“医可为而不可为，必天资敏悟，又读万卷书，而后可借术以济世。不然少有不杀人者，是以药饵为刀刃也。”用药治病，要做到“廉、便、验”，处处为病人着想，又常教导子嗣和学生“谦受益，满招损”，要我们谦虚待人，认真学习，不要骄傲，勤勤恳恳地从事医、教 、研工作。家翁任光荣在收我为第五批全国名老中医师承弟子时要求我“继承渊源家学、融汇吴门医派、创新祖国医学”！责任之重大，任务之艰巨，无时不鞭挞激励我，不敢有半刻懈怠，整理这批藏书时我几度哽咽，无以言表，谨以此小文致敬先辈“然”字门任氏世医，是为记。

附 “然”字门藏书书目

附表1 医经

书名	朝代	作者	版本
医经原旨	清	薛雪集注，杨采清重校	本衙藏版
灵素集注节要	清	陈修园	
素问吴昆注本	明	吴昆	
素问吴注			
吴昆注素问	明	吴昆	
内经知要		李念莪原辑，薛雪校正重刊	
古本难经			
重刊中藏经			
医学实在易	清	陈修园	光绪十八年上海图书集成印书局印
医学实在易	清	陈修园	
医学从众录	清	陈修园	光绪十八年上海图书集成印书局印

附表2 诊法

书名	朝代	作者	版本
鬼真君脉诀			
脉诀刊误集解	元	戴启宗	
诊家枢要，脏腑药式	元	滑寿	
脉诀辨真		王叔和撰，张世贤注	

附表3　本草

书名	朝代	作者	版本
本草备要	清	汪昂	
本草备要	清	汪昂	文成堂藏版
本草备要（上 鳞介鱼虫部，人部），汤头歌诀（下 载的上册）	清	汪昂	
本草备要（上），医方集解（下）	清	汪昂	
雷公药性赋			铸记书局石印
本草汇言	明	倪朱谟	
本草从新	清	吴仪洛	
本草纲目主治			

附表4　方剂

书名	朝代	作者	版本
时方妙用	清	陈修园	光绪十八年上海图书集成印书局印
时方歌括	清	陈修园	光绪十八年上海图书集成印书局印
太医院增补医方捷径	明	罗必炜校正	
医方诗要			
增订验方新编缩本	清	鲍相璈	光绪二十三年春暮铸版
串雅内编	清	赵学敏	光绪戊子榆园雕版
医方论	清	费伯雄	
汤头歌诀	清	汪昂	
医方药性		太医院　罗必炜	
太医院增补青囊药性赋直解	清	太医院　罗必炜	

附表 5 伤寒金匮

书名	朝代	作者	版本
伤寒论浅注	清	陈修园	
伤寒说意	清	黄元御	
伤寒真方歌括	清	陈修园	光绪十八年上海图书集成印书局印
金匮方歌括	清	陈修园	光绪十八年上海图书集成印书局印
长沙方歌括	清	陈修园	光绪十八年上海图书集成印书局印
金匮要略浅注	清	陈修园	
伤寒医诀串解（十药神书注解附后）	清	陈修园	味根斋藏版
伤寒医诀串解	清	陈修园	
伤寒医诀串解	清	陈修园	光绪十八年上海图书集成印书局印
伤寒真方歌括	清	陈修园	
伤寒明理论	清	陈修园	

附表 6 温病

书名	朝代	作者	版本
时病论	清	雷丰	光绪戊申仲秋仿泰西法石印
问心堂温病条辨	清	吴鞠通	嘉庆辛未四月宝应朱彬序
问心堂温病条辨	清	吴鞠通	
吴又可先生温疫论	清	吴有性	光绪乙未 扬州文富堂藏版
精校时病论	清	雷丰	
温热经纬	清	王孟英	同治甲戌湖北崇文书局
温病条辨	清	吴鞠通	著易堂仿聚珍版印
增批温热经纬	清	王孟英（扬州叶霖增批，青浦陆士谔校订）	
疫喉浅论	清	夏云	
疫喉浅论	清	夏云	存吾春藏版，光绪乙卯仲春新镌

附表 7　综合医著

书名	朝代	作者	版本
医门法律	清	喻昌	刻本，三让堂梓
笔花医镜	清	江笔花	刻本
医宗金鉴			刻本
十药神书	元	葛可久	
十药神书注解，急救奇痧方，霍乱论			光绪十八年上海图书集成印书局印
景岳新方砭	清	陈修园	光绪十八年上海图书集成印书局印
景岳新方砭	清	陈修园	渔古山房藏版
杂症会心录	清	汪蕴谷氏	
景岳新方八阵歌诀		甘泉朱龙光灿如氏编	
医书汇纂辑成			
增注类证活人书			
张氏医通	清	张璐	
订正东医宝鉴汤液篇			
汤头歌诀	清	汪昂	
经络歌诀			
续增日食菜物			
医方集解			
千金翼方	唐	孙思邈	乾隆二十八年金匮华希闳本图氏书
医醇賸义	清	费伯雄	
痢症汇参	清	梅里吴本立编撰	经纶堂藏版
随息居饮食谱	清	王孟英	光绪甲辰春月仿泰西法石印
景岳全书	明	张景岳	
明医指掌	明	皇甫中	

附表 8　专科医著

书名	朝代	作者	版本
女科著作	清	傅山	
胎产心法	清	阎纯玺	
达生编	清	亟斋居士	
产后编	清	傅山	
女科要旨	清	陈修园	渔古山房藏版
女科要旨	清	陈修园	光绪十八年上海图书集成印书局印
妇科集成			青琅玕馆家藏
外科正宗	明	陈实功	石印本
针灸大成	明	杨继洲	

附表 9　医案医话

书名	朝代	作者	版本
评点叶案存真类编	清	周学海评点	
医学源流论	清	徐大椿	
医述	清	程文囿	手抄本

附表 10　现代书籍

书名	作者	出版社
物理学	邝华俊	人民卫生出版社
内科学讲义	南京中医学院革委会	油印教材
方剂学讲义	南京中医学院	油印教材
温病学讲义	南京中医学院	
中医喉科学讲义	广州中医学院	上海科学技术出版社
老人病	方声潘	商务印书馆
南京现存中医书目初稿	江苏省中医研究所	
审查征集验方	中医改进会	
饮食指南	秦伯未	
古籍图书集成医部全录 第六册 诸疾上		人民卫生出版社
中医书籍书目		
临床心电图手册		